Heilen mit Ölen

Die heilende Kraft ätherischer Öle

Anna Mai

Inhaltsverzeichnis

Einführung

Immer mehr Menschen entscheiden sich in unserer hochtechnisierten und komplexer werdenden Welt für ein einfaches Leben, in dem sie wieder ihre Nahrung selbst zubereiten, und auch ihre Pflege- und Heilmittel wieder selbst herstellen wollen, um wieder in Einklang mit der natürlichen Ordnung zu kommen und fühlen sich dabei gesünder, vitaler und energetischer als jemals zuvor. Alle Experten sind sich einig, dass verarbeitete und raffinierte Nahrungsmittel auf ein Minimum begrenzt werden sollten. Und sie sind sich darüber einig, dass wir Stress weitgehend aus unserem Leben heraushalten und die Menge an Chemikalien, denen wir unseren Körper aussetzen, auf ein Minimum reduzieren sollten.

In der Tat hat unsere moderne Welt mit all ihren Annehmlichkeiten auch eine sehr ernste Kehrseite. Zivilisationskrankheiten wie Diabetes, Allergien, Übergewicht, Neurodermitis und Nahrungsmittelunverträglichkeiten sind ein hoher Preis, den wir dafür zahlen. Hinzu kommen Aufmerksamkeitsstörungen und Hyperaktivität bei Kindern bis hin zu Autismus.

Der erste Schritt ist natürlich zunächst einen Blick auf die Ernährung und Lebensweise zu werfen. In vielen Fällen kann das Problem einem überhöhten Zuckerkonsum zugeschrieben werden, der zu gefährlichen Entzündungen im Körper führt. Die Umstellung auf eine gesunde, nährstoffreiche und zuckerarme Ernährung ist daher der erste Schritt hin zur Behandlung von vielen Krankheiten. Der nächste Schritt ist, die chemischen Produkte im Haushalt auf ein Minimum zu beschränken, sodass der Körper nur noch wenig mit chemischen Produkten in Berührung kommt. Und um Krankheiten auszukurieren, sind ätherische Öle das wirksamste Mittel von Mutter Natur.

In diesem Buch erwartet Sie folgendes:

- Sie erhalten umfassende Informationen über ätherische Öle und ihre Eigenschaften, Anwendungen, Herkunft und sichere Verwendung.

- Sie werden wissen, wie Sie die Qualität von ätherischen Ölen hinsichtlich ihrer Reinheit, Güte und Zusammensetzung bestimmen können.

- Sie werden lernen, wie Sie sich für die unterschiedlichsten Krankheiten, für Haut- und Haarprobleme, zur Erreichung Ihrer Gewichtsreduktionsziele, zur Minimierung von Stress und vielen weiteren Befindlichkeiten ihre Rezepturen selbst zusammen stellen und erhalten eine Vielzahl an Rezepten.

- Sie werden lernen, welche Öle und in welcher Dosierung für Babys, Kinder und Jugendliche geeignet sind.

Wenn Sie bereit sind, dann lassen Sie uns beginnen. Schon bald werden Sie ein richtiger Profi sein bei der Verwendung ätherischer Öle.

Was sind ätherische Öle

„Gott hat für jede Krankheit eine Pflanze wachsen lassen. Sehet Euch um in der Natur und schöpft aus der Apotheke Gottes"

Paracelsus

Ätherische Öle sind keine Modeerscheinung, die in den letzten Wochen oder Monaten aufgetaucht sind. Ätherische Öle gibt es schon seit Ewigkeiten und wurden aufgrund ihrer kosmetischen, spirituellen, medizinischen, psychischen, therapeutischen und emotionalen Vorteile von Menschen in aller Welt und allen Kulturen verwendet.

Es sind die natürlichen aromatischen Verbindungen, die aus den Wurzeln, Stängeln, Blüten, Rinden, Samen und anderen Pflanzenteilen extrahiert werden. Es sind die gebündelten Lebenskräfte der Pflanzen, die sich positiv auf den menschlichen Organismus auswirken. Die heute als "alternative Medizin" bezeichnete Heil- und Pflanzenheilkunde war bis vor etwa 150 Jahren die einzige Medizin, die die Menschen kannten. Mit der Industrialisierung verlor die Pflanzenheilkunde jedoch Mitte des 20. Jahrhunderts an Bedeutung und ist nahezu in Vergessenheit geraten. Sie gewinnt aber in Anbetracht der vielen Nebenwirkungen chemischer Mittel zusehends wieder an Bedeutung.

Ätherische Öle können angenehm und auch intensiv duften. Wenn Sie an einer Rose riechen oder an frischem Lavendel, dann erleben Sie die aromatischen Eigenschaften dieser Pflanzen. Oder wenn Sie die Schale einer reifen Apfelsine

pressen, dann sind die Duftrückstände auf Ihrer Hand voller
ätherischer Öle.

Der verführerische Duft ist für Pflanzen besonders wichtig,
da sie von Bienen und Insekten bestäubt werden müssen.
Daher spielen ätherische Öle bei der Bestäubung eine große
Rolle.

Neben dem ausgeprägten Geruch schützen ätherische Öle
die Pflanzen aufgrund ihrer antibakteriellen and
antimykotischen (gegen Pilze wirkend) Eigenschaften gegen
ihre Feinde und gegen Erkrankungen. Die gleiche
antibakterielle und antimykotische Rolle kommt ihnen zu,
wenn wir sie auf unsere Haut auftragen. Ätherische Öle
werden sofort von der Haut absorbiert und stimulieren das
Nachwachsen von gesünderer und widerstandsfähigerer Haut.

Chemisch gesehen sind ätherische Öle sekundäre
Pflanzenstoffe, die aus flüchtigen organischen Verbindungen
bestehen. Trotzdem sie fettlöslich sind, haben sie keine
fettigen Lipid-Komplexe oder Fettsäuren, wie sie in
Pflanzenölen oder tierischem Öl vorkommen.

Reine und unverfälschte ätherische Öle sind immer
transparent und schwanken farblich von kristallklar bis
tiefblau.

Wie Sie sehen, haben ätherische Öle vielerlei Funktionen
und Eigenschaften, die wir uns bei richtiger Anwendung
zunutze machen können.

Historischer Rückblick auf ätherische Öle

Es gibt Hinweise, dass bereits 4.500 Jahre v. Chr. die alten Ägypter ätherische Öle verwendeten. Sie waren ein wichtiger Bestandteil der ägyptischen Kultur und wurden für Kosmetik, Meditation, Heilung, Religion und in vielen anderen Bereichen des täglichen Lebens verwendet. Eine Substanz, die als „Kyphi" bekannt ist, bestand aus 16 verschiedenen Zutaten und wurde als Parfüm, als Medizin und als Duftrauch verwendet.

Mit den Düften aromatischer Heilpflanzen waren Reinheit, Göttlichkeit und Macht verbunden. Und so waren jedem ägyptischen Gott spezielle ätherische Öle zugeordnet. Und auch die Pharaonen hatten ihre eigenen besonderen Mischungen, mit denen sie sich parfümierten, um den Göttern nahe zu sein. Hierfür ließen sie sich mit Kamelkarawanen die kostbarsten Duftessenzen aus dem fernen Osten in ihre Paläste bringen. Bestimmte ätherische Öle waren allein den Priestern vorbehalten für deren Fürbitten mit ihren Göttern.

Aus China stammen die ältesten Überlieferungen aus den Jahren um 2.697 v. Chr. Dies war die Zeit des legendären Gelben Kaisers, Huang Ti. Man nimmt an, dass „Das Buch des Gelben Kaisers zur Inneren Medizin" aus seiner Feder stammt. Dieses Buch enthält eine Fülle von Informationen über die verschiedenen ätherischen Öle und Aromastoffe, die bis heute noch von vielen fernöstlichen Heilern genutzt werden.

Die traditionelle indische Medizin ist als „Ayurveda" bekannt und nutzt die Heilkraft ätherischer Öle bereits mehr als 3000 Jahren. In ihren schriftlichen Aufzeichnungen finden sich über 700 verschiedene Substanzen (wie Zimt, Ingwer,

Sandelholz) und ihre ätherischen Öle mit ihrer Heilkraft. Neben ihrer medizinischen Wirkung werden ätherische Öle auch für spirituelle Zeremonien eingesetzt, da sie als Teil der göttlichen Natur verehrt werden.

Die Griechen übernahmen große Teile des Wissens über ätherische Öle von den Ägyptern. Die ersten schriftlichen Aufzeichnungen stammen aus den Jahren zwischen dem 4. und 5. Jh. v. Chr. Ebenfalls übernahmen sie das Wissen aus der indischen Ayurveda-Medizin. Der griechische Arzt Hippokrates, auch bekannt als der Vater der Medizin, verwendete beide Wissensquellen für seine Aufzeichnungen über die Auswirkungen von ca. dreihundert verschiedenen Pflanzen, darunter Thymian, Majoran, Kümmel, Pfefferminze, Safran. Bis heute leisten Ärzte den Hippokratischen Eid zu Ehren von Hippokrates, der einen wichtigen Beitrag zur modernen Medizin in Europa leistete.

Die Römer nutzen ätherische Öle in erster Linie für kosmetische und therapeutische Zwecke, indem sie ihre Kleidung, Bettwäsche und Einrichtungen mit ätherischen Ölen einparfümierten. Auch ist bekannt, dass die Römer ätherische Öle in ihren Bädern und bei Massagen verwendeten.

Eine der berühmtesten Persönlichkeit der islamischen Welt ist Ali ibn-Sana. Geboren 980 n. Chr. im persischen Samanidenreich (im heutigen Usbekistan), studierte er später die arabische Sprache. Er war persischer Arzt, Physiker, Philosoph, Jurist, Mathematiker, Astronom und Alchemist. Und er galt als Wunderkind, da er bereits im Alter von 12 Jahren mehrere Bücher über 800 Pflanzen und ihre unterschiedlichen Auswirkungen auf den menschlichen Körper schrieb. Er war auch der erste, der die Methode des Destillation von ätherischen Ölen aus pflanzlichen Materialien entdeckte. Bis heute werde seine Methoden der Destillation in Europa verwendet.

Der englische Arzt Nicholas Culpeper schrieb im Jahre 1653 das Buch „The Complete Herbal", ein Buch mit wertvollem Material über viele verschiedene Krankheitsbilder und deren Heilung mittels ätherischer Öle.

Der Begriff „Aromatherapie" geht auf den Franzosen René-Maurice Gattefossé zurück. In seinem 1928 veröffentlichten Buch beschreibt er anschaulich die heilenden Eigenschaften von ätherischen Ölen. Diese Buch hatte großen Einfluss auf die medizinische Praxis in Frankreich zu dieser Zeit. Durch Zufall entdeckte er bei einem Laborunglück, bei dem er sich die Hand verbrannt hatte, die heilenden Eigenschaften von Lavendel. Er tauchte seine Hand direkt nach dem Unglück in Lavendelwasser und zu seiner Überraschung heilte die Hand ohne Narbenbildung und Infektion. Nach seiner Entdeckung wurde Lavendel in allen französischen Krankenhäusern eingesetzt. Als später die spanische Grippe ihren Weg durch Frankreich machte, starb niemand von dem Krankenhauspersonal, was der Verwendung von Lavendel und anderen antiseptischen ätherischen Ölen gutgeschrieben wird.

Wie Sie sehen, wurden ätherische Öle für viele verschiedene Zwecke von den Menschen seit Anbeginn der Zeit verwendet. Kommen wir zunächst zu der Frage, wie kann man das ätherische Öl von einer Pflanze gewinnen.

Wie werden ätherische Öle hergestellt?

Das Verfahren, um ätherische Öle herzustellen, ist die
Destillation. Sie funktioniert, indem Wasser in einem
Destillator (oder Topf mit einem Einsatz) langsam erhitzt wird
und der entstehende Dampf durch die darüber liegenden
Pflanzenmaterialien dringt. Die entstehenden flüchtigen
Komponenten, die hauptsächlich aus Wasser und ätherischem
Öl bestehen, werden in ein weiteres Gefäß (Kondensator)
geleitet, in dem sie gekühlt werden. Anschließend wird im
Trenner das ätherische Öl von dem Wasser getrennt.

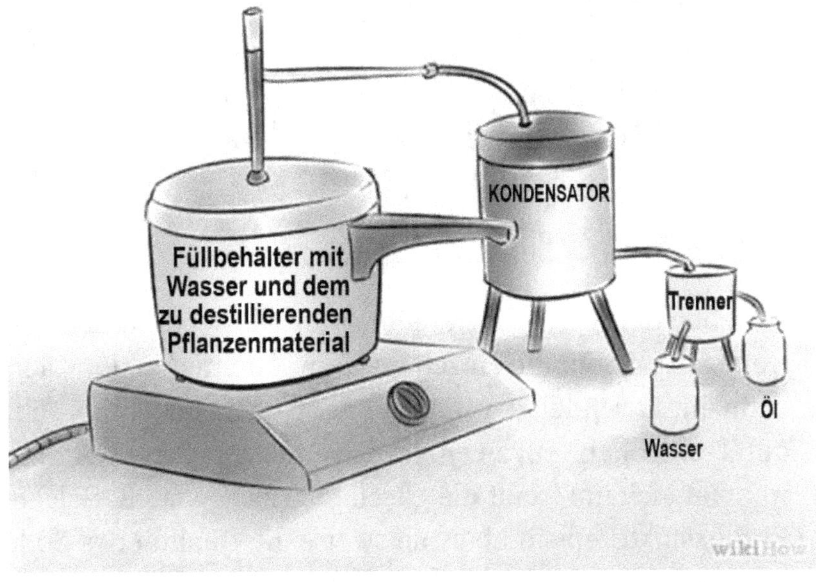

Eine andere Methode, die der Destillation sehr ähnlich ist,
ist die Perkolation (von lat. „percolare" - durchsickern) oder
Hydro Diffusion. Der Unterschied hierbei ist, dass der Dampf
von oben nach unten durch die Pflanze dringt.

Ätherische Öle aus Zitrusfrüchten werden mittels einer Ölmühle durch Expression (Auspressen) erzeugt. Hierbei wird keine Wärme verwendet, sondern das Öl wird durch mechanischen Druck aus dem Pflanzenmaterial extrahiert. Die durch Expression gewonnenen Öle gelten als stabiler und sie haben in der Regel ein besseres Aroma.

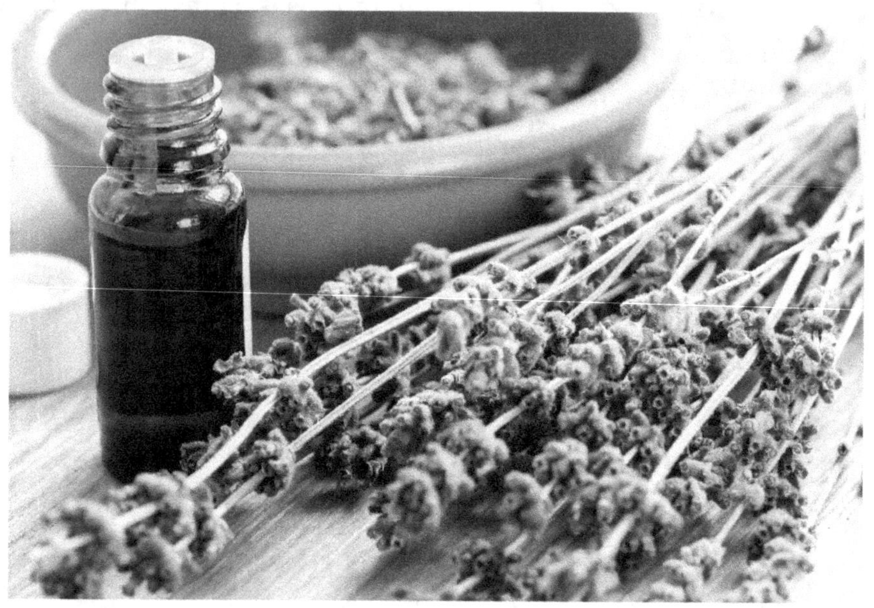

Neben der Art der Herstellung der Öle beeinflussen viele weitere Faktoren die einzelnen Komponenten in den Ölen. So kann ein Lavendel, der in Frankreich geerntet wurde, sehr unterschiedlich sein zu einem Lavendel aus den USA, selbst wenn es sich um exakt die gleiche Spezies handelt. Solche Einflussfaktoren sind beispielsweise die Qualität des Bodens, auf dem die Pflanzen wachsen, die lokalen Wetterbedingungen, die Anbaubedingungen, der Zeitpunkt der Ernte, die Art der Ernte (wurden beispielsweise die Blüten beim Ernten zerdrückt), die Art der Trocknung und Lagerung. Selbst auf dem gleichen Feld kann es zu Unterschieden kommen. Nichtsdestotrotz können Sie jedes dieser ätherischen Öle verwenden und Ihre Vorteile hieraus ziehen, solange sie für Ihren Zweck geeignet sind. Wichtiger ist, die Qualität eines ätherischen Öls zu erkennen und es von einer Fälschung unterscheiden zu können.

Wie kann man die Qualität eines Ätherischen Öls bestimmen

Wie bereits erwähnt bestimmen neben der Art der Herstellung verschiedene weitere Einflussfaktoren die endgültige Qualität eines ätherischen Öls. Trotz all dieser verschiedenen Faktoren gibt es für Sie als Käufer drei wesentliche Dinge, auf die Sie achten sollten.

Im Handel sind folgende ätherischen Öle erhältlich:

- **Naturbelassene Öle:** diese werden direkt aus der Pflanze gewonnen und sind meist sehr hochwertig. Obwohl sie auch leicht verderben können und sehr teuer sind, sind sie eindeutig zu bevorzugen, da diese Öle zu 100% aus einer Pflanze stammen. Sie sollten nur darauf achten, dass sie aus kontrolliertem Anbau und rückstandsgeprüft sind (frei von Pestiziden). Außerdem sollte auf dem Etikett das Herkunftsland sowie eine Kontrollnummer stehen.

- **Natürliche Öle:** solche Öle können naturbelassen sein, aber auch aus Mischungen bestehen. D.h. Teile von solchen natürlichen Ölen werden aus anderen und günstigeren Pflanzen gewonnen und dann mit dem Original-Öl vermischt. Ein gutes Beispiel hierfür ist Rosenöl. Da echtes naturbelassenes Rosenöl sehr teuer ist, wird als Zusatz Geranium beigemengt, das aus den Blättern der Rosengeranie gewonnen wird. Es ist auch fein und duftet blumig und der Geruch erinnert etwas an Rosen. Solche Öle sind zwar immer noch zu 100% natürlichen Ursprungs, aber nicht mehr sortenrein - und

haben daher, was ihre Heilkraft anbelangt, natürlich
weniger Heilwirkung.

- **Naturidentische Öle:** solche Öle werden künstlich
  hergestellt und vermischt. Sie riechen wie natürliche Öle
  und entsprechen rein chemisch ihren natürlichen
  Vorbildern. Aber sie stammen nicht von einer Pflanze -
  und sind daher als Heilmittel völlig unbrauchbar. Also
  Finger weg davon.

- **Künstliche Öle und Duftstoffe:** diese sind rein
  chemische Designeröle, die kein natürliches Gegenstück
  haben. Sie sind gesundheitlich sehr bedenklich, da sie
  sich im Fettgewebe des Organismus anreichern, die Haut
  reizen und Hormon ähnliche Wirkungen besitzen
  können. Vor solchen Ölen sei dringend gewarnt.
  Verwenden Sie niemals Duftöle, schon gar nicht, wenn
  Sie Kinder im Haus haben! Häufig werden sie in
  Toilettensprays, aber auch in diversen Raumdüften
  verwendet.

- Ein ätherisches Öl, das Sie für **Heilzwecke** verwenden
  wollen, sollte immer von einer einzigen natürlichen
  pflanzlichen Quelle stammen und niemals chemisch
  verändert sein. Und das Öl muss rein sein, d.h. es darf in
  keiner Weise verdünnt sein. Manche Hersteller strecken
  die Öle mit Alkoholen, pflanzlichen Ölen, ähnlich
  riechenden ätherischen Ölen und anderen
  Lösungsmitteln, sodass sie weniger von dem echten
  ätherischen Öl verwenden müssen, um ihre Gewinne zu
  maximieren.

Ein ätherisches Öl sollte daher **keinen Alkoholgeruch**
haben (das darauf hindeuten würde, dass es mit Alkohol

versetzt wurde) und es darf nicht trennbar sein (erkennbar, wenn es beispielsweise gefroren ist).

Der Preis ist so ziemlich das beste Kriterium für ein hochwertiges ätherisches Öl. Qualität hat seinen Preis. Wenn Ihnen der Preis zu schön erscheint, um wahr zu sein, dass ist er es wahrscheinlich auch. Und wenn der Preis für unterschiedliche Öle eines Herstellers alle ungefähr gleich sind, dann sollte Sie diesen Hersteller ebenfalls meiden. Die Preise für ätherische Öle variieren üblicherweise, je nachdem wie viel Pflanzenmaterial verwendet wurde, wie komplex der Destillationsvorgang ist, wie verbreitet die Pflanze ist und ähnliches. All dies spiegelt sich normalerweise im Preis wider.

Fragen zur Lagerung und Sicherheit

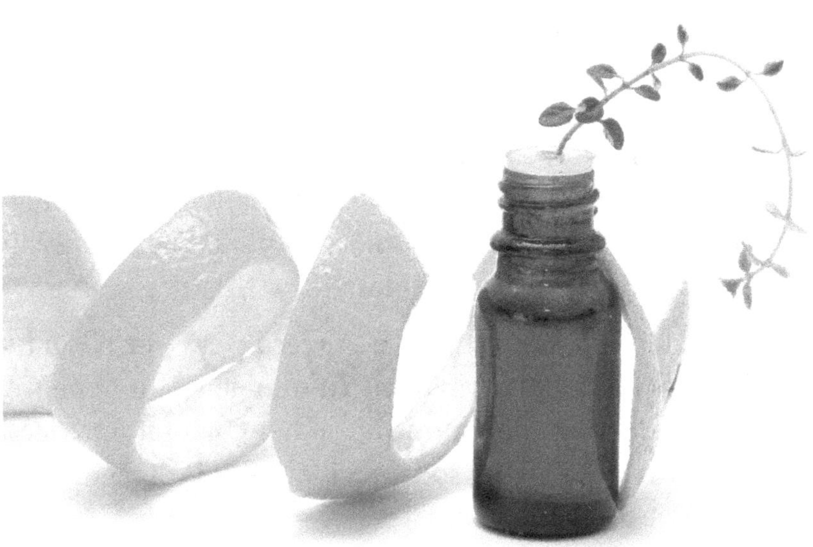

WO UND WIE KANN MAN EIN ÄTHERISCHES ÖL AM BESTEN AUFBEWAHREN?

Wenn Sie sich ein gutes ätherisches Öl gekauft haben, dann möchten Sie sicherlich, dass es möglichst lange hält. Bewahren Sie es daher möglichst in einer dunkel gefärbten Glasflasche (z.B. Apothekerflasche; kein Plastik!) auf und schützen Sie es vor direkter Sonneneinstrahlung. Lagern Sie die Flasche fest verschlossen an einem kühlen Ort. Die Temperatur sollte sich nach Möglichkeit im Laufe des Tages nicht ändern. Sie können es im Kühlschrank aufbewahren, dies ist aber nicht unbedingt notwendig. Da viele ätherische Öle wie Pfefferminzöl, Orangenöl oder Tannenöl leicht entzündlich sind, sollte es auch nicht in der Nähe aufbewahrt werden, wo Flammen oder Funken sprühen könnten. Bewahren Sie die Flaschen immer außerhalb der Reichweite von Tieren und Kindern auf.

Wie lange halten sich ätherische Öle?

Wie lange ein ätherisches Öl haltbar ist, ist abhängig von dem Öl selbst, seiner Qualität und seiner Aufbewahrung. Zitrusöle verlieren beispielsweise schneller als andere Öle ihre Wirkung und sind empfindlicher gegenüber Licht und Sauerstoff. Üblicherweise halten sich ätherische Öle rund 6 Monate bis zu wenigen Jahren. Es empfiehlt sich daher, nur soviel zu kaufen, wie man benötigt.

Hinzu kommt, dass auch die Trägeröle ein Verfallsdatum haben, das um die 6 Monate bis zu wenigen Jahren beträgt. Aber auch dies ist wiederum von seiner Qualität und der Art der Lagerung abhängig, sodass Sie nur so viel Trägeröl kaufen sollten, wie Sie brauchen.

Das gleiche gilt für die Mischungen aus ätherischen Ölen. Die Zeitdauer eines Mischung lässt sich ein wenig verlängern, beispielsweise durch Sandelholzöl oder Zedernholzöl. Diese stabilisieren die Öle, aber auch sie sind nur begrenzt haltbar.

Wenn Sie feststellen, dass das Ablaufdatum bereits überschritten ist oder dass das Öl ranzig riecht, sollten sie es auf keinen Fall mehr verwenden und es entsorgen.

Kann man ätherische Öle auch innerlich einnehmen?

Manche Menschen befürworten die innere Anwendung von ätherischen Ölen und nehmen sie zu ihrer täglichen Ernährung. Ich möchte Sie davor warnen. Das ist unverantwortlich und kann sehr gefährlich sein, besonders bei Kindern und Jugendlichen. Ätherische Öle können giftig sein, auch in kleinen Dosen.

Das Missverständnis kam im Zusammenhang mit der französischen Aromatherapie auf, bei der die Einnahme einer geringe Menge ätherischer Öle Bestandteil der Therapie ist. Dies ist zwar möglich, es geschieht aber unter der Aufsicht von gut ausgebildeten und qualifizierten Aromatherapeuten. Bei der Anwendung zuhause sollten Sie aber auf gar keinen Fall ein Risiko eingehen.

Bestimmte ätherische Öle können sogar bei innerlicher Einnahme zu Organschäden führen, wie z. B. das Öl von Anis, Basilikum, Bohnenkraut, Fenchel, Kampfer, Muskat, Gewürznelke, Oregano, Petersilie, Salbei, Thymian, Zimt, Pfeffer.

Abgesehen davon werden die Öle durch die Haut und durch Einatmen viel besser und schneller in den Körper aufgenommen als durch das Verdauungssystem.

KÖNNEN KINDER ÄTHERISCHE ÖLE VERWENDEN ?

Grundsätzlich können auch Kinder ätherische Öle verwenden, aber nur in einer deutlich geringeren Dosierung. Diese wiederum richtet sich nach der Intensität des Öls und dem Alter des Kindes. Gut geeignet sich beruhigende, hautfreundliche und gut duftende Öle wie Rose, Kamille und Lavendel.

KÖNNEN BABYS ÄTHERISCHE ÖLE VERWENDEN ?

Sie sollten ätherische Öle nicht bei Babys verwenden, bevor diese nicht mindestens 10 Wochen alt sind. Für Neugeborene sind ätherische Öle nicht ratsam, da ihr Immunsystem noch nicht entwickelt ist und die Gefahr besteht, dass sie Allergien entwickeln. Nach der 10. Woche können Sie mit Ölen wie

Lavendel und Kamille beginnen. Sie sollten allerdings zuvor einen kleinen Test machen.

Um das Risiko einer Hautreizung zu umgehen, genügt es auch, das Öl nur in die Nähe des Babys zu stellen. Über die Luft diffundiert das Öl in die Haut des Babys. Beobachten Sie das Baby und registrieren Sie, ob es irgendwelche Reaktionen gibt. Wenn es beispielsweise mit der Atmung kämpft, sollten Sie das Öl sofort wieder aus dem Bereich entfernen.

Wenn keine negativen Reaktionen darauf erfolgen, können Sie einen kleinen Test auf der Haut machen und mindestens 12 Stunden abwarten, um zu sehen, ob es irgendwelche Nebenwirkungen oder Reizungen gibt

WAS SIND PHOTOTOXISCHE ÖLE?

Manche ätherischen Öl verursachen eine Überempfindlichkeit der Haut gegenüber Sonnenlicht. Diesen Effekt nennt man phototoxisch. Selbst wenn einem Trägeröl nur 0,4% eines phototoxischen Öls beigemengt wurde, kann dies bereits eine Überempfindlichkeit der Haut verursachen.

Bei sehr heller und empfindlicher Haut sollte man auf diese Öle ganz verzichten oder mindestens 4 Stunden lang nicht ins direkte Sonnenlicht gehen.

Zu den phototoxischen Ölen zählen alle Zitrusöle wie Orange, Zitrone, Limone, Mandarine, Limette, Blutorange, Bergamotte, Kreuzkümmel, Karottensamen, Johanniskraut, Angelikawurzel, Petit Grain (Zitrusblätter-Öl), Verbena. Eine Ausnahme ist Grapefruitöl.

Man könnte meinen, dass man möglichst viele verschiedene ätherischen Öle zusammen mischt, um eine möglichst große Wirkung zu erzielen, in dem sich die Wirkungen der einzelnen Öle addieren. Dem ist aber nicht so. Sie werden es spätestens an dem unangenehmen Geruch merken, wenn Sie eine Mischung aus nicht kompatiblen Ölen herstellen. Auch macht es keinen Sinn, Öle mit einer konträren Wirkungsweise zusammen zu mischen, beispielsweise ein Öl, das beruhigen soll zusammen zu mischen mit einem, das beleben soll.

Besonders wenn Sie ein ätherisches Öl bei einem Kind verwenden, sollten Sie genau die Wirkung der einzelnen Öle kennen. Wenn Ihr Kind auf eine Ölmischung allergisch reagiert, wüssten Sie nicht, welcher Bestandteil eine Unverträglichkeit ausgelöst hat. Wenn Sie ätherische Öle bei Kindern verwenden, sollten Sie zumindest zu Beginn jeweils nur ein Öl zu einer Zeit verwenden und deren Wirkung beobachten, bevor Sie mit dem nächsten Öl beginnen.

Es gibt Tausende möglicher Ölmischungen, aber ich empfehle gerade am Anfang, nicht mehr als zwei Öle zusammen zu mischen. Ich selbst mische selten drei Öle zu einer Zeit und nutze nur in absoluten Ausnahmefällen fünf verschiedene ätherischen Öle zur gleichen Zeit.

Ebenfalls möchte ich Ihnen empfehlen, in ein Verzeichnis von ätherischen Ölen zu investieren, wenn Sie langfristig daran interessiert sind. Es gibt mehrere hundert verschiedener ätherischer Öle, die ich im Rahmen dieses eBooks nicht alle beschreiben kann.

Zu Beginn können Sie aber die Mischungen verwenden, die ich Ihnen vorstelle. Dadurch werden Sie auch schnell lernen, gute Mischungen von schlechten zu unterscheiden und Schritt für Schritt Ihren eigenen Instinkten zu vertrauen.

Es empfiehlt sich auch, schriftliche Aufzeichnungen von seinen neuen Mischungen zu machen. Besorgen Sie sich kein kleines Notizbuch und schreiben Sie dort Ihre Erfahrungen mit dem ein oder anderen Öl bzw. Ölmischung auf. Auf diese Weise erstellen Sie sich mit der Zeit ihren eigenen Katalog an Ölmischungen, von denen sie wissen, dass diese wirkungsvoll sind oder dass vielleicht eine allergische Reaktion ausgelöst wurde, oder die Sie vielleicht für einen guten Freund hergestellt hatten. Auch wenn es vielleicht etwas Aufwand ist, aber glauben Sie mir, mit der Zeit vergisst man die einzelnen Rezepte oder Auswirkungen und ist nach kurzer Zeit dankbar, wenn man nachschlagen kann.

Ebenfalls sollten Sie jede erstellte Ölmischung entsprechend etikettieren, um nichts zu riskieren.

Heilende Öle bei verschiedenen Krankheiten

Hier nur ein kleiner Auszug über die bei Krankheiten verwendeten ätherischen Ölen.

- **Appetitlosigkeit**: Anis, Angelikawurzel, Orange, Ingwer, Knoblauch

- **Asthma**: Ysop, Zypresse, Zeder, Bergamotte, Kamille

- **Blähungen:** Engelwurz, Basilikum, Fenchel, Kamille, Pfefferminze, Mandarine

- **Blasenentzündung:** Bergamotte, Kamille, Teebaum, Sandelholz

- **Bronchitis**: Eukalyptus, Pinien, Thymian, Myrrhe, Sandelholz, Fenchel

- **Erkältung**: Benzoe, Weihrauch Balsam, Myrrhe

- **Fieber:** Pfefferminze, Teebaum, Eukalyptus, Zitrone

- **Gallenprobleme**: Kümmel, Lavendel, Pfefferminze, Rosmarin, Borneol

- **Gelbsucht:** Zitrone, Limette, Rosmarin, Pfefferminze

- **Grippe:** Thymian, Salbei, Eukalyptus, Ysop, Kiefer, Cajeput, Teebaum, Borneol

- **Halsschmerzen**: Thymian, Salbei, Eukalyptus, Ysop, Kiefer, Cajeput, Teebaum, Borneol

- **Harnröhrenentzündung:** Bergamotte, Kamille, Teebaum, Sandelholz

- **Husten:** Eukalyptus, Pinien, Thymian, Myrrhe, Sandelholz, Fenchel

- **Husten, trockener:** Ysop, Zypresse, Zeder, Bergamotte, Kamille

- **Keuchhusten, Koliken:** Ysop, Zypresse, Zeder, Bergamotte, Kamille

- **Kraftlosigkeit:** Basilikum, Jasmin, Pfefferminz, Ylang-Ylang, Neroli, Engelwurz, Rosmarin

- **Krämpfe:** Kamille, Kümmel, Fenchel, Orange, Pfefferminze, Melisse, Anis, Zimt, Majoran, Kamille, Salbei, Jasmin, Lavendel

- **Leberprobleme:** Zitrone, Limette, Rosmarin, Pfefferminze

- **Mandelentzündung:** Thymian, Salbei, Eukalyptus, Ysop, Kiefer, Cajeput, Teebaum, Borneol

- **Menstruationsbeschwerden:** Majoran, Kamille, Salbei, Jasmin, Lavendel

- **Müdigkeit:** Basilikum, Jasmin, Pfefferminz, Ylang-Ylang, Neroli, Engelwurz, Rosmarin

- **Nasennebenhöhlenentzündung:** Eukalyptus, Pinien, Thymian, Myrrhe, Sandelholz, Fenchel

- **Nervenleiden:** Kamille, Salbei, Wacholder, Lavendel, Majoran, Rosmarin

- **Nervosität:** Kamille, Bergamotte, Sandelholz, Lavendel, Majoran, Zitronenmelisse, Hopfen, Baldrian, Zitrone

- **Rekonvaleszenz:** Basilikum, Jasmin, Pfefferminz, Ylang-Ylang, Neroli, Engelwurz, Rosmarin

- **Schlaflosigkeit:** Kamille, Bergamotte, Sandelholz, Lavendel, Majoran, Zitronenmelisse, Hopfen, Baldrian, Zitrone

- **Schmerzen:** Kamille, Kümmel, Fenchel, Orange, Pfefferminze, Melisse, Anis, Zimt

- **Schnupfen:** Eukalyptus, Pinien, Thymian, Myrrhe, Sandelholz, Fenchel, Salbei, Ysop, Kiefer, Teebaum, Borneol

- **Schüttelfrost:** Benzoe, Weihrauch Balsam, Myrrhe

- **Stress:** Kamille, Bergamotte, Sandelholz, Lavendel, Majoran, Zitronenmelisse, Hopfen, Baldrian, Zitrone

- **Übelkeit**: Engelwurz, Basilikum, Fenchel, Kamille, Pfefferminze, Mandarine

- **Verdauungsstörungen**: Kamille, Kümmel, Fenchel, Orange, Pfefferminze, Melisse, Anis, Zimt

- **Wehen:** Majoran, Kamille, Salbei, Jasmin, Lavendel

- **Zahnfleischentzündung:** Thymian, Salbei, Eukalyptus, Ysop, Kiefer, Cajeput, Teebaum, Borneol

Trägeröle

Um Mischungen aus ätherischen Ölen herzustellen oder ätherische Öle zu verdünnen, benötigt man so genannte Trägeröle. Da diese Trägersubstanzen selbst wiederum heilende Eigenschaften haben, ist die Wahl des richtigen Trägeröls wichtig für den Erfolg einer Behandlung mit ätherischen Ölen. Letztendlich beeinflusst es auch, ob die ätherischen Öle besser durch die Haut aufgenommen werden können oder nicht.

Erwachsene benötigen maximal 3% an ätherischem Öl im Verhältnis zur Trägersubstanz, um ihre Wirkung zu entfalten, Kinder entsprechend weniger. Sie können daher mit nur einem Tropfen eines ätherisches Öls seine Wirkung austesten.

Avocado-Öl

Das Öl der Avocado wird aus dem Fruchtfleisch gewonnen. Es enthält die Vitamine A, B1, B2, D und E sowie Aminosäuren, Lezithin und andere essenziellen Fettsäuren. Es ist gut geeignet für empfindliche, spröde und unreine Haut, es zieht schnell ein und lässt sich leicht auf der Haut verteilen. Es löst kaum allergische Reaktionen aus und ist hilfreich bei Hautproblemen wie Neurodermitis, Psoriasis, Ekzemen, aber auch Verbrennungen, Sonnenbrand und Narben.

Da es ein relativ dickes Öl ist, sollte es mit anderen Trägerölen verdünnt werden. Bei größeren Hautproblemen empfiehlt sich eine Verdünnung von 1:1. Da Avocado-Öl normalerweise sehr ergiebig ist und auch schneller ranzig wird als andere Öle, sollte man es nur in sehr geringe Mengen kaufen.

ERDNUSSÖL

Erdnussöl hat schmerzstillende Eigenschaften. Dieses Öl sollte nicht bei Kindern unter 6 Jahren angewendet werden, um mögliche Allergien zu verhindern.

HAGEBUTTENÖL

Hagebutten sind heilsam für das Immunsystem, für Haut und Gelenke. Sie enthalten sehr viel Vitamin C, A, verschiedene B-Vitamine, Beta-Karotin, ungesättigte Fettsäuren sowie zahlreiche Mineralstoffe. Die zudem in Hagebuttenöl enthaltene Kiesel- und Linolsäure reguliert die Talgdrüsenfunktion, erweicht Narben, bindet Feuchtigkeit, wirkt entzündungshemmend und strafft das Bindegewebe.

HASELNUSSÖL

Dieses Öl ist als Trägeröl für alle Hauttypen geeignet. Es ist sehr sanft und bekannt für seine adstringierenden Eigenschaften.

HELICHRYSUM ÖL (ITALIENISCHE STROHBLUME)

Dieses Öl ist ideal für Problemhaut und trockene Haut. Es ist einer der besten ätherischen Öle zur Behandlung von Akne und Narben und hilfreich bei Hautausschlägen, Blutergüssen und Ekzemen. Die besten Ergebnisse erhält man in einer 10%igen Konzentration. Es lässt sich auch mit Avocado-Öl gut mischen.

JOHANNISKRAUTÖL (ODER ROTÖL)

Johanniskrautöl enthält u.a. Gerbstoffe und Phytosterine. Es ist gut geeignet bei empfindlicher Haut und wird gern für die Wundheilung eingesetzt. Es macht aber die Haut empfindlich gegenüber UV-Licht. Daher sollte man nach einer Behandlung mit Johanniskrautöl nicht in die Sonne gehen.

Es kann zu gleichen Teilen mit Helychrysum Öl (Strohblumenöl) gemischt werden und ist in dieser Mischung hervorragend für die Behandlung von verbrannter Haut und zur Reduzierung der Narbenbildung geeignet.

JOJOBA-ÖL

An sich ist Jojoba-Öl kein Öl, sondern ein flüssiges Wachs. Es wird daher auch nicht ranzig wie Öl und ist somit länger haltbar. Bei normaler Raumtemperatur ist Jojoba-Öl normalerweise fest und eine gute Basis für Lippenbalsam und Körperbutter. Es enthält die Vitamine A, E und F, bietet Schutz gegen UV-Strahlen und hält die Haut weich und geschmeidig. Es verstopft nicht die Poren und ist eine gute Ergänzung zu Akne Cremes. Selbst für die Haare kann es verwendet werden.

KAKAOBUTTER

Kakaobutter hat viele Nährstoffe und ist besonders geeignet für trockene Haut.

KOKOSÖL

Kokosöl hat starke antibakterielle und antimykotische Eigenschaften und kann auch bei der Ernährung als Speiseöl genutzt werden. Kokosöl muss fraktioniert werden, d.h. die langen Molekülketten im Öl werden in kürzere aufgespalten. Dadurch ist das Kokosöl bei Raumtemperatur flüssig. Ansonsten wäre es fest und hart und als Trägeröl ungeeignet.

Es ist ein feuchtigkeitsspendendes Öl und eine gute Basis für Lippenbalsam, aber auch als Basisöl für Massagen und für natürliche Parfüme. Es hat fast keinen Eigengeruch und ist lange haltbar.

Für Kinder unter 6 Jahren ist Kokosöl ungeeignet, da es Hautausschläge verursachen kann.

KAROTTENÖL

Dieses Öl beruhigt und heilt gereizte Haut. Es fördert ihre Regeneration und ist hilfreich bei der Behandlung von Akne. Verwenden Sie es in einer Konzentration von ca. 10%.

LEINSAMENÖL

Dieses Öl ist gut bei Hautirritationen geeignet. Bei der Behandlung von Akne lässt es sich auf einzelne Pickel auftragen, um die Rötung und Schwellung zu reduzieren.

MACADAMIANUSSÖL

Macadamianussöl enthält die Vitamine A, B, E und viele Mineralstoffe. Es zieht vollständig in die Haut ein, macht sie weich und geschmeidig und fettet nicht nach. Es ist sehr gut geeignet für die Behandlung von trockener Haut oder bei Sonnenbrand. Für Kinder unter 6 Jahren sollte es aber nicht verwendet werden, um mögliche Allergien zu verhindern. Um die Haut zu beruhigen oder als Schutz gegen Sonnenbrand sollte es in einer 10 bis 15%igen Konzentration verwendet werden.

MANDELÖL UND APRIKOSENKERNÖL

Diese Öle stammen aus der gleichen Familie und haben ähnliche Qualitäten. Sie sind beide sehr nährstoffreich und gut geeignet für trockene Haut und Problemhaut. Beide Öle sind ideal als Trägeröl geeignet, da sie gut von unserer Haut aufgenommen werden. Sie lassen sich leicht mit anderen Ölen mischen, halten sich aber dezent im Hintergrund und entfalten ihre hautpflegende Wirkung. Sie helfen zudem bei der Zellregeneration und Heilung der Haut und verringern die Bildung von Narben.

Besonders Mandelöl ist sehr gut geeignet zur Behandlung von Akne, wenn die Haut trocken und empfindlich ist. Bei fettiger Haut empfiehlt sich eher Traubenkernöl.

OLIVENÖL

Olivenöl war schon in der Antike ein hoch geschätzter Rohstoff. Es wird durch das Auspressen der Oliven gewonnen und ist hervorragend für die Haut geeignet. In der Industrie wird es oft als Trägeröl in Cremes verwendet, um diesen eine Geschmeidigkeit zu verleihen. Es hat antibakterielle Eigenschaften und regeneriert und pflegt die Haut. Kaltgepresstes Olivenöl Extra Virgin hat die beste Qualität.

RIZINUSÖL

Sie kennen Rizinusöl vielleicht eher als Abführmittel, aber es wird auch als Trägeröl eingesetzt. Dieses Öl ist nicht ganz so angenehm auf der Haut, da es eine etwas klebrige Konsistenz hat. Aber es kann aber bei der Wundheilung oder bei der Behandlung von Abszessen sehr hilfreich sein. Sie sollten es in einer ca. 10%igen Konzentration anwenden.

Übrigens, Rizinusöl ist eines der wenigen Öle, das als Emulgator verwendet werden kann, d.h. als Hilfsstoff, um zwei nicht miteinander mischbare Flüssigkeiten zu verbinden.

SANDELHOLZÖL

Sandelholzöl wurde bei religiösen Festen und Zeremonien in Indien schon in prähistorischer Zeit verwendet. Es ist ein sehr teures Öl, zumal die Zahl der Sandelholzbäume von Jahr zu Jahr schwindet. Zudem muss ein Baum mindestens 30

Jahre wachsen, bevor er geerntet wird. Sandelholzöl wirkt sehr vielseitig. Es ist ein gutes Antiseptikum und schützt vor Infektionen. Es wirkt entzündungshemmend einschließlich Entzündungen des Verdauungssystems, der Ausscheidungsorgane und des Herz- und Kreislaufsystems. Es beruhigend die Haut und hilft gegen Narben und Abschürfungen. Es löst Sekretstau in den Bronchien und der Lunge. Darüber hinaus wirkt es blutdrucksenkend und es stimuliert Geist, hebt die Konzentrationsfähigkeit und stärkt das Gedächtnis.

SONNENBLUMENÖL

Dieses Öl empfiehlt sich bei trockener, geschädigter und gealterter Haut. Es ist reich an den Vitaminen A, D, E, ungesättigten Fettsäuren und Lezithin.

TRAUBENKERNÖL

Traubenkernöl ist ein gutes Trägeröl für unterschiedliche Anwendungen. Es ist sehr dünnflüssig und zieht schnell in die Haut ein. Seine Qualität ist sehr von der Herstellungsmethode abhängig (am besten nur kalt-gepresstes), es hat einen mild bitter-süßlichen Geschmack und eine goldgrüne bis grüne Farbe. Bereits im Mittelalter wurde es für die Herstellung von Kosmetika und als Behandlungsmittel bei Entzündungen verwendet.

WEIZENKEIMÖL

Weizenkeimöl ist ein sehr dünnflüssiges gold-gelbes Öl und wird durch Pressung des Weizens gewonnen. Es enthält ungesättigte Fettsäuren und Vitamine, es ist oxidationshemmend und wird daher nicht so schnell ranzig. Es hat aber einen sehr intensiven Eigengeruch und sollte nur vorsichtig dosiert werden. Es ist gut geeignet bei allergischem

Hautausschlag oder Ekzemen. So sollten es immer mit einem anderen Öl verdünnen und nicht mehr als 10% in Ihrer Mischung von diesem Öl verwenden. Auch dieses Öl sollte für Kinder unter 6 Jahren vermieden werden.

WILDROSENÖL

Dieses Öl hat die höchste Konzentration an Vitamin C und hilft der Haut sich zu regenerieren. Es spendet der Haut Feuchtigkeit und hilft bei der Behandlung von Narben. Bei der Behandlung von Akne sollte man es in einer 10%igen Konzentration der Nachtcreme beimischen.

CREMEGRUNDLAGEN / CREMEBASIS

Anstatt eines Trägeröls lassen sich auch neutrale Cremegrundlagen als Trägerstoffe für die ätherischen Öle verwenden. Diese sollten emulgatorfrei sein (oder aus natürlichen Emulgatoren), ohne chemische Konservierungsstoffe und parfümfrei. Auch sollten sie nach Möglichkeit frei von Mineralöl (Erdöl / Paraffin) sein, sondern nur auf Pflanzenbasis. Sehr gut und preislich im vernünftigen Rahmen sind beispielsweise die Lavera Natur-Pflegeprodukte (im DM-Markt erhältlich).

Abnehmen mit Ätherischen Ölen

Vielleicht wundern Sie sich, dass man mit ätherischen Ölen auch abnehmen kann. Natürlich führt in erster Linie die richtige Ernährung und Bewegung dazu, dass Sie Pfunde verlieren. Die Wahrheit aber ist, dass bestimmte Düfte das Sättigungszentrum unseres Gehirns anregen, und ihm ein Gefühl von Sättigung signalisieren (genauso wie bestimmte Düfte das Hungergefühl aktivieren). Das Gehirn registriert dann, dass wir genug gegessen haben und so verbrauchen wir weniger Kalorien. Die Lust am Essen schwindet und Sie werden viel weniger Nahrung brauchen. Es ist aber ein schrittweiser Prozess, der einige Zeit dauern kann, bis man erkennbare Ergebnisse bemerkt. Am besten funktioniert es, wenn Sie sich auch sonst gesund ernähren und sich ausreichend bewegen.

Besonders Pfefferminze, Grapefruit, Bergamotte, Zitrone und viele andere ätherischen Ölen sind bei der Gewichtsabnahme hilfreich. Wenn Sie diese Düfte vor den Mahlzeiten und auch während des Tages einatmen, können Sie den Heißhunger in Schach halten. Wichtig dabei ist - wie auch bei der Wahl ätherischer Öle zu allen anderen Zwecken - dass die ätherischen Öle zu 100% natürlich sind und ohne jegliche Zusätze oder Verfälschungen.

Die Anwendung ätherischer Öle zum Abnehmen kann auf dreierlei Arten erfolgen:

- durch Einatmen (über einen Duftzerstäuber oder direkt an der Flasche riechen)
- durch die direkte Anwendung am Körper, sei es durch Packungen, Massagen oder Bäder

- durch die Einnahme der Öle in den Körper. Sie können ätherischen Öle beispielsweise Wasser hinzufügen und dann trinken.

Sie können die Anwendungen auch **kombinieren**: Wenn Sie Hunger verspüren, können Sie eine Flasche öffnen und mindestens 3 mal mit jedem Nasenloch inhalieren. Es gibt nach oben hin keine Beschränkung. Je mehr sie einatmen, desto effektiver wird sich der Geruch auswirken. Und einmal pro Woche wenden Sie die ätherischen Öle direkt auf der Haut an.

Wichtig ist nur, die Flasche sofort nach dem Gebrauch wieder zu verschließen, damit sich der Geruch nicht verflüchtigt. Sie können es auch auf ein Taschentuch geben, und dort daran riechen.

Im Folgenden ein paar einfache und effektive **Rezepte zum Inhalieren.** Nehmen Sie sich hierfür am besten eine kleine dunkle Glasflasche, geben Sie einen Teelöffel Meersalz hinein und eine von den folgenden Mischungen:

ZITRUSDUFT

- 30 Tropfen Grapefruitöl
- 5 Tropfen Zitronenöl
- 2 Tropfen Ylang Ylang Öl

MINZDUFT

- 20 Tropfen Pfefferminzöl
- 10 Tropfen Bergamotte-Öl
- 4 Tropfen Spearmint-Öl (grüne Minze)
- 1 Tropfen Ylang Ylang Öl

KRÄUTERDUFT

- 12 Tropfen Basilikumöl
- 15 Tropfen Majoran-Öl
- 2 Tropfen Oregano-Öl (grüne Minze)
- 1 Tropfen Thymian Öl

Rezepte zur Stärkung des Immunsystems

Zutaten:

- 3 Tropfen Bergamotteöl oder Eukalyptusöl
- 3 Tropfen Lavendelöl
- 3 Tropfen Sandelholzöl
- 100 ml Trägeröl: Extra Virgin Olivenöl

Anwendung:

- Mischen Sie alle Öle zusammen.

- Massieren Sie damit 14 Tage lang jeden Abend vor dem Zubettgehen die Fußsohlen.

- Wenn Sie Hautprobleme haben, dann ist das Olivenöl genau das richtige. Dann sollten Sie diese Bereiche ebenfalls mit dieser Mischung einreiben.

- Machen Sie danach für eine Woche Pause, bevor Sie wieder anfangen.

Anwendung als Bad: Verwenden Sie statt des Olivenöls 125 ml Milch und eine geringere Menge der anderen Öle:

- 2 Tropfen Bergamotteöl oder Eukalyptusöl
- 2 Tropfen Lavendelöl
- 2 Tropfen Sandelholzöl
- 125 ml Milch

Mischen Sie die Öle mit der Milch und fügen es Ihrem Badewasser hinzu.

- 2 Tropfen Lavendelöl
- 2 Tropfen Kamillenöl
- 2 Tropfen Majoran Öl
- Träger: 50 ml Cremegrundlage

Anwendung:

- Mischen Sie alles zusammen und massieren Sie damit Ihre Fußsohlen jeden Abend für zwei Wochen.
- Setzen Sie für eine Woche aus und wiederholen Sie die Anwendung.

Anwendung als Bad: Verwenden Sie statt der 50 ml Creme 125 ml Milch und eine geringere Menge an Ölen:

- 1 Tropfen Lavendelöl
- 1 Tropfen Kamillenöl
- 1 Tropfen Majoran Öl
- 125 ml Milch

Mischen Sie die Öle mit der Milch. Fügen Sie die Mischung Ihrem Badewasser hinzu.

Rezepte für schöne Haut

Tagescreme für normale Haut

Bei dieser Tagescreme werden ausschließlich Öle verwendet, die nicht phototoxisch sind und von jedem Hauttyp verwendet werden können.

Zutaten:

- 10 Tropfen Palmarosaöl
- 5 Tropfen Geraniumöl
- 5 Tropfen Zedernholzöl
- Träger: 80 ml Cremegrundlage

Anwendung:

- Vermischen Sie die Zutaten und tragen Sie die Mischung nach der Reinigung vorsichtig auf die Haut auf, ohne an der Haut zu zerren.

- Lassen Sie sie für 5 bis 10 Minuten einwirken, bevor Sie ein Make-up oder Sonnenschutz auftragen.

- Tragen Sie ggfs. anschließend Ihr Augen Make-up auf und tupfen die überschüssige Creme mit einem sauberen Tuch ab.

Diese Creme ist für trockene oder reife Haut geeignet.

Träger Cremes:

- 80 ml Cremegrundlage
- 10 ml Aloe Vera Gel
- 10 ml Wildrosenöl

Ätherische Öle:

- 10 Tropfen Palmarosaöl
- 5 Tropfen Geraniumöl
- 5 Tropfen Sandelholzöl
- 5 Tropfen Jasminöl
- 5 Tropfen Lavendelöl

Anwendung:

- Alle Zutaten gut zusammen mischen und nach Reinigung der Haut vorsichtig auf die Haut auftragen.

- Die Creme sollte vollständig von der Haut absorbiert sein, bevor Sie ein Make-up auftragen.

- Lassen Sie bitte hierfür Ihrer Haut ausreichend Zeit und beschäftigen Sie sich vielleicht kurzzeitig mit etwas anderem.

Zutaten:

- 5 Tropfen Sandelholzöl
- 5 Tropfen Neroliöl
- 5 Tropfen Rosenöl
- 5 Tropfen Lavendelöl
- Trägeröl: 80ml Hagebuttenöl

Anwendung:

- Alle Zutaten gut zusammen mischen.

- Reinigen Sie Ihr Gesicht und trocknen Sie die Haut ab.

- Sie brauchen normalerweise nicht sehr viel von der Mischung. Nehmen Sie daher nur mit der Fingerspitze des Ringfingers ein wenig von der Mischung und tupfen Sie damit jeweils einen Punkt auf jede Wange, auf die Stirn, Nase, Kinn, 3 Punkte auf Nacken, Hals und Dekolleté.

- Ebenso auf die Rückseite jeder Hand - an den Händen sieht man in der Regel zuerst die Zeichen des Alterns.

- Verteilen Sie das Öl vorsichtig und lassen Sie es für 5 Minuten einwirken.

- Dann tupfen Sie ggfs. das überschüssige Öl vorsichtig ab.

- Wenn Sie das Gefühl haben, dass Ihre Haut noch zu trocken ist, wiederholen Sie den Prozess und tragen Sie erneut ein wenig von der Mischung auf.

Möglicherweise braucht Ihre Haut in der ersten Woche etwas mehr, bevor sie ausbalanciert ist und wieder mehr Feuchtigkeit speichert. Schon ab der ersten Behandlung wird Ihr Teint strahlender aussehen.

NACHTCREME BEI STRAPAZIERTER HAUT

Zutaten:

- 3 Tropfen Kamillenöl
- 3 Tropfen Ylang Ylang Öl
- 3 Tropfen Lavendelöl
- 3 Tropfen Zedernholzöl
- 80 ml wässrige Creme

Anwendung:

Alle Zutaten zusammen mischen und auf die Haut regelmäßig nachts auftragen.

HEILENDES HAUTÖL

Das folgende Öl ist sehr reich an Nährstoffen und Feuchtigkeit und glättet feine Linien und Falten. Es hilft bei der Behebung von Schäden durch Sonneneinstrahlung und ist wirksam gegen Narben.

Pflanzliche Öle:

- 100 ml Wildrosenöl
- 10 ml Avocado-Öl

Ätherische Öle:

- 5 Tropfen Sandelholzöl
- 5 Tropfen Geranium Öl
- 5 Tropfen Neroli Öl
- 5 Tropfen Rosenöl
- 5 Tropfen Lavendelöl

Anwendung:

- Vermischen Sie zunächst die Öle miteinander.
- Dann reinigen Sie Ihr Gesicht, so wie Sie es normalerweise tun.
- Nehmen Sie die Fingerspitze Ihres Ringfingers und tupfen damit die Mischung punktweise auf die Wangen.
- Verwenden Sie zwei weitere Tropfen jeweils für Stirn und Schläfen.

- Ein weiterer Punkt sollte ausreichen für die T-Zone.

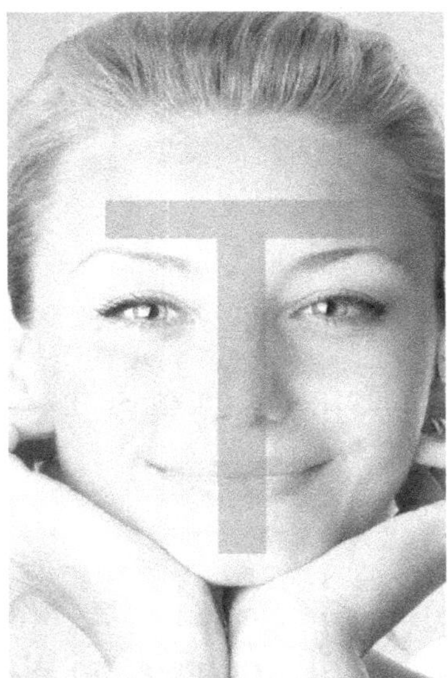

- Für den Hals werden Sie drei Punkte und vier für das Dekolleté benötigen.

- Am besten klopfen Sie die Mischung in die Haut ein anstatt die Haut einzureiben, da dies nur unnötig an der Haut zieht und Linien entstehen können.

- Denken Sie daran, auch die Rückseite Ihrer Hände mit einem Punkt dieser Mischung zu versehen und sie einzumassieren.

- Entspannen Sie sich für 5-10 Minuten, indem Sie einen erwärmten, feuchten Waschlappen auf das Gesicht legen, um die Absorption der Öle zu unterstützen.

- Tupfen Sie anschließend die Haut vorsichtig trocken.

Diese Behandlung klärt und befeuchtet die Haut bereits ab der ersten Behandlung. Das Ergebnis ist ein strahlender Teint.

Ätherische Öle:

- 2 Tropfen Wacholderöl

- 2 Tropfen Lavendelöl

Zur Feuchtigkeitspflege:

- Rosen- oder Hamameliswasser

Anwendung:

- Geben Sie das Wacholder- und Lavendelöl in eine Schüssel mit dampfendem Wasser.

- Legen Sie sich ein Handtuch über den Kopf und nehmen Sie für ca. 5 Minuten ein Gesichtsdampfbad.

- Anschließend entfernen Sie mit einem warmen feuchten Waschlappen die Ablagerungen, die an die Hautoberfläche gedrungen sind.

- Geben Sie dann ein paar Spritzer kaltes Wasser auf die Haut, sodass sich die Poren wieder schließen.

- Trocknen Sie die Haut mit einem sauberen Handtuch ab und befeuchten Sie sie anschließend mit etwas Rosen- oder Hamameliswasser.

Ätherische Öle:

- 2 Tropfen Zitronenöl
- 2 Tropfen Teebaumöl

Zur Feuchtigkeitspflege:

- Rosen- oder Hamameliswasser

Anwendung:

- Geben Sie das Zitronen- und Teebaumöl in eine Schüssel mit dampfendem Wasser.

- Weichen Sie gleichzeitig einen sauberen Waschlappen in warmen, sauberen Wasser ein.

- Drapieren Sie nun ein Handtuch um den Kopf und genießen Sie das Dampfbad für ca. 5 Minuten.

- Wenn Sie fertig sind, tupfen Sie das Gesicht vorsichtig mit dem warmen Waschlappen ab, sodass die Ablagerungen aus den Poren entfernt werden.

- Geben Sie jetzt etwas kaltes Wasser auf die Haut, sodass sich die Poren wieder schließen.

- Trocknen Sie die Haut mit einem sauberen Handtuch ab und spenden Sie Ihrer Haut etwas Feuchtigkeit durch etwas Hamamelis- oder Rosenwasser.

Ätherische Öle:

- 2 Tropfen Jasmin- oder Rosenöl
- 2 Tropfen Lavendelöl
- 1 Tropfen Geranium Öl

Zur Feuchtigkeitspflege:

- Rosen- oder Hamameliswasser

Anwendung:

- Geben Sie die ätherischen Öle in eine Schüssel mit dampfendem Wasser.

- Lassen Sie das Dampfbad für ca. 15 Minuten auf der Haut einwirken. Am besten nehmen Sie sich hierzu wieder ein Handtuch, das Sie um den Kopf drapieren.

- Entfernen Sie anschließend mit einem feuchten und warmen Waschlappen die Ablagerungen von der Gesichtshaut.

- Geben Sie danach ein paar Spritzer kaltes Wasser ins Gesicht, damit sich die Poren wieder schließen.

- Tupfen Sie das Gesicht trocken und nutzen Sie dann Rosen- oder Hamamelis, um der Haut Feuchtigkeit zu geben.

Tipp: *Nutzen Sie künftig die Fruchtschalen einer Papaya, bevor Sie sie entsorgen. Essen Sie zuerst die Papaya und nehmen Sie dann das Innere der Fruchtschalen und reiben*

damit die gereinigte Gesichtshaut ein. Lassen Sie die Papaya
für ca. 5 Minuten einwirken, bevor Sie sie wieder abwaschen.
Papaya verfeinert die Poren und wirkt leicht adstringierend.
Die Schale von einer Banane kann in gleicher Weise
verwendet werden.

Zutaten:

- ½ Tasse Haferflocken
- 2 Tropfen Lavendelöl
- 2 Tropfen Teebaumöl (bei fettiger Haut)

Anwendung:

- Geben Sie die Haferflocken in der Mitte eines Tuches (z.B. dünnes Geschirrhandtuch) und formen Sie es zu einer kleinen Kugel.

- Tauchen Sie anschließend diese Kugel für ein paar Minuten in warmes Wasser ein

- Fügen Sie die Öle hinzu (Teebaumöl nur bei fettiger Haut oder bei Pickeln).

- Massieren Sie damit sanft Ihre Haut.

- Die Haferflocken verstärken nicht nur die Reinigungswirkung, sondern spenden der Haut auch Feuchtigkeit.

Zutaten:

- 10 ml Avocado-Öl oder eine halbe zerdrückte Avocado
- 10 ml Mandelöl
- 2 Esslöffel Honig
- 2 Tropfen Lavendelöl
- 2 Tropfen Geranium Öl

Anwendung:

- Mischen Sie alle Zutaten.
- Tragen Sie die Mischung auf das Gesicht auf und lassen Sie sie für 20-30 Minuten einwirken.
- Anschließend reinigen Sie das Gesicht wie üblich.
- Gönnen Sie sich diese wohltuende und feuchtigkeitsspendende Behandlung einmal pro Woche.

(Anwendung erst ab 12 Jahren)

Zutaten:

- 25 ml Hamamelis
- 75 ml destilliertes Wasser
- 15 ml Glycerin
- 7 Tropfen Lavendelöl
- 7 Tropfen Bergamotte Öl
- 3 Tropfen Kamillenöl
- 3 Tropfen Teebaumöl

Anwendung:

- Alle Zutaten eine Flasche geben und gut schütteln.
- Anschließend die Mischung auf ein Wattepad geben und hiermit das Gesicht reinigen.
- Seien Sie vorsichtig bei der Reinigung und geben Sie nicht zu viel Druck auf die Haut.

Achtung: Wegen des Bergamotteöl-Anteils in dieser Mischung sollten Sie nach der Verwendung dieser Mischung Ihre Haut in der kommenden Stunde keiner direkter Sonneneinstrahlung aussetzen, da Bergamotte phototoxische Eigenschaften hat und die Lichtempfindlichkeit der Haut erhöht.

AKNE FEUCHTIGKEITSMISCHUNG

(Anwendung erst ab 12 Jahren)

Wenn Ihre Haut normalerweise eher fettig ist, sollten Sie als Grundlage eine Creme verwenden. Ist Ihre Haut eher trocken oder empfindlicher, sollten Sie Öl als Grundlage verwenden.

Zutaten:

- 3 Tropfen Lavendelöl
- 3 Tropfen Patchouli Öl
- 3 Tropfen Geranium Öl
- 25 ml wässrige Creme oder Mandelöl (je nach Hauttyp)
- 5ml Helichrysum Öl (optional)

Anwendung:

Alle Zutaten zusammen mischen und zweimal täglich nach der Reinigung auf die Haut auftragen.

AKNE-MASKE

(Anwendung erst ab 12 Jahren)

Verwenden Sie diese Maske ein- oder zweimal pro Woche.

Zutaten:

- 25 mg Heilerde
- 2 Tropfen Teebaumöl
- 2 Tropfen Bergamotteöl
- 2 Tropfen Rosenöl

Anwendung:

- Die Heilerde mit etwas Wasser vermischen.

- Anschließend die Öle hinzugeben und gut umrühren.

- Tragen Sie die Mischung auf das Gesicht auf und lassen Sie sie mindestens für 15 Minuten einwirken, bevor Sie das Gesicht mit warmem Wasser abspülen.

- Behandeln Sie anschließend das Gesicht mit einer Feuchtigkeitspflege.

Achtung:

Da die Maske Bergamotte enthält, welche phototoxische Eigenschaften hat, sollte darauf geachtet werden, mit der Maske auf keinen Fall in die Sonne zu gehen und auch in der nächsten Stunde direkte Sonneneinstrahlung zu vermeiden.

(Anwendung erst ab 12 Jahren)

Diese Behandlung ist nur für einzelne Pickel gedacht, nicht für das gesamte Gesicht, da die Mischung besonders für empfindliche oder trockene Haut zu stark ist.

Zutaten:

- 2 Tropfen Lavendelöl
- 2 Tropfen Teebaumöl

Anwendung:

- Mischen Sie die beiden Öle zusammen.
- Hierbei benötigen Sie kein Trägermaterial.
- Tragen Sie das Öl vorsichtig auf die Pickel auf, die rot und entzündet sind.

Zutaten:

- 4 Tropfen Lavendelöl
- 4 Tropfen Kamillenöl
- 10ml Helichrysum Öl
- 50 ml Mandelöl

Anwendung:

Mischen Sie die Öle zusammen und tragen Sie sie auf die Akne-Narben auf.

CELLULITE BAD

Lassen Sie ein warmes Bad ein, geben Sie die Zutaten hinzu und mischen Sie es gut. Genießen Sie das Bad für etwa eine halbe Stunde. Wenn Sie ein Kribbeln auf der Haut spüren sollten, geben Sie dem Wasser etwas Olivenöl hinzu.

Cellulite Bad Rezept 1

- 16 Tropfen Ingweröl
- 11 Tropfen Zitronenöl
- 5 Tropfen Zypressenöl
- 5 Tropfen Wacholderöl
- 1 Tasse Apfelessig

Das Ingweröl in dieser Mischung hilft, das Fett unter der Haut zu reduzieren.

Cellulite Bad Rezept 2

- 5 Tropfen Orangenöl
- 4 Tropfen Sandelholzöl
- 5 Tropfen Lavendelöl
- 4 Tropfen Geraniumöl
- 5 Tropfen Zitronenöl
- 5 Tropfen Rosmarinöl
- 1 Tasse Apfelessig

Zutaten:

- 7 Tropfen Grapefruitöl
- 3 Tropfen Thymianöl
- 2 Tropfen süßes Fenchelöl
- 2 Tropfen Lavendelöl
- 2 Tropfen Geranium- / Rosenöl
- 2 Tropfen Wacholderbeeröl
- 2 Tassen Mandelöl
- Zellophanfolie

Das in dieser Mischung enthaltene Fenchelöl wirkt wie ein Diuretikum und schwemmt Wasser aus dem Körper. Es ist daher gut bei der Behandlung von Cellulite geeignet.

Anwendung:

- Geben Sie die Zutaten in eine Flasche mit Verschluss und schütteln Sie sie gut durch.

- Machen Sie zuerst ein Hautpeeling Ihrer Wahl, sodass sich die Hautschüppchen lösen, bevor Sie die Mischung auftragen. Sie können die Mischung für den ganzen Körper verwenden einschließlich Armen, Beinen und Oberkörper.

- Beginnen Sie am besten bei den Beinen und arbeiten Sie sich langsam nach oben.

- Anschließend verpacken Sie den ganzen Körper mit
  einer Zellophanfolie. Vermeiden Sie dabei Gesicht und
  Hals.

- Legen Sie sich bequem für 20 Minuten in einen warmen
  Raum.

- Entfernen Sie anschließend die Folie und duschen Sie
  erst mit warmen und dann mit kaltem Wasser.

- Trocknen Sie die Haut mit einem sauberen Handtuch.

Rezept 1

- 10 Tropfen Orangenöl
- 5 Tropfen Zypressenöl
- Trägeröl: 50 ml Mandelöl

Mischen Sie die Zutaten gut zusammen und massieren Sie damit die betroffenen Hautpartien ein. Sie können die Wirkung mit einem Meersalzbad oder Algenbad unterstützen.

Rezept 2

- 7 Tropfen Litsea Cubebaöl
- 6 Tropfen Zitronenöl
- 3 Tropfen Selleriesamen-Öl
- 3 Tropfen Perubalsam-Öl
- Trägeröl: 50 ml Kokosnussöl oder Jojobaöl

Rezept 3

- 7 Tropfen Litsea Cubebaöl
- 6 Tropfen Zitronenöl
- 3 Tropfen Selleriesamen-Öl
- 3 Tropfen Perubalsam-Öl
- Trägeröl: 50 ml Kokosnussöl oder Jojobaöl

Rezepte für Kopfhaut und Haare

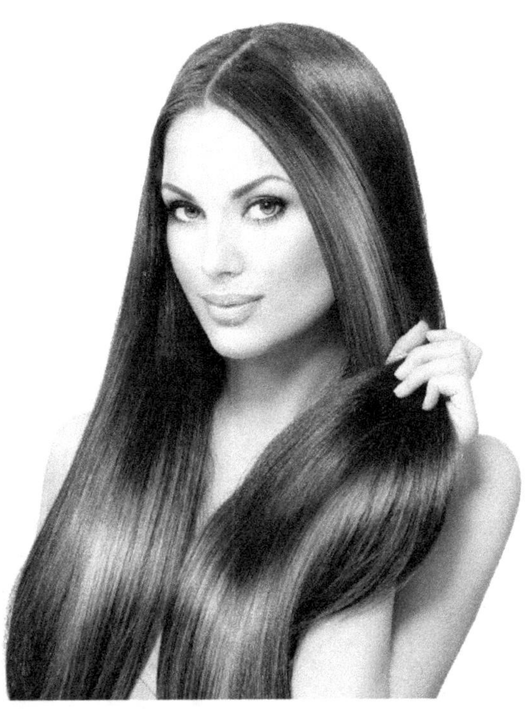

Bei einigen der folgenden Rezepte ist es erforderlich, vorher ein Öl zu erwärmen. Nutzen Sie hierfür nicht die Mikrowelle, sondern ein Wasserbad, auch wenn es ein wenig länger dauert. Verwenden Sie ein Glas mit einem weiten Hals, in das das Öl eingefüllt wird, und stellen Sie es in eine Schüssel. Bringen Sie anschließend Wasser zum Kochen und geben Sie es in die Schüssel, sodass das Wasser das Glas mit dem Öl bis ungefähr der halben Höhe umschließt. Lassen Sie das Öl für ca. 10 Minuten darin stehen, so dass es angenehm warm wird.

Öle sollten immer erst kurz vor der Verwendung erwärmt werden.

Dieses Pfefferminzshampoo hat einen frischen minzigen Duft, es kühlt die Kopfhaut und lässt das Haar besonders glatt werden. Es eignet sich besonders am Morgen.

Zutaten:

- 2 Tropfen Pfefferminzöl

- 15 Tropfen Rosmarinöl

- 1/2 Tasse Wasser

- 1/2 Tasse flüssige Olivenölseife (naturrein)

Anwendung:

- Schütten Sie die flüssige Olivenölseife in eine Glasflasche.

- Geben Sie das Wasser hinzu.

- Fügen Sie anschließend die ätherischen Öle hinzu.

- Schließen Sie die Flasche und schütteln Sie sie, sodass alles gut gemischt wird.

- Verwenden Sie es wie ein normales Shampoo und spülen Sie die Haare anschließend gründlich mit klarem Wasser aus.

SHAMPOO FÜR LEICHT FETTIGE HAARE

Dieses Shampoo balanciert den pH-Wert und eignet sich daher für leicht fettige Haare. Da Lavendel einen erholsamen

Schlaf fördert, sollte dieses Shampoo eher abends angewendet werden.

Zutaten:

- 8 Tropfen Lavendelöl
- 6 Tropfen Bergamotteöl
- 1/2 Tasse flüssige Olivenölseife (naturrein)
- 1/4 Tasse Kokosmilch

Anwendung:

- Nehmen Sie eine Glasflasche mit einem Verschluss und geben Sie zuerst die Olivenölseife hinein, anschließend die Kokosmilch und dann das Lavendel- und Bergamotteöl.

- Schließen Sie die Glasflasche und schütteln Sie alles gründlich durch.

- Verwenden Sie es wie ein herkömmliches Shampoo.

- Nach der Anwendung mit lauwarmen oder kalten Wasser ausspülen.

GLANZSHAMPOO

Dieses Shampoo bringt wieder Glanz ins Haar und duftet fruchtig und frisch.

Zutaten:

- 1/4 Tasse Wasser
- 5 Tropfen süßes Orangenöl
- 1 TL geriebene Zitronenschale
- 6 Tropfen Kamillenöl
- 3 Tropfen Rosenöl
- 1/4 Tasse flüssige Olivenölseife (naturrein)

Anwendung:

- Geben Sie die Zutaten in einen Kochtopf.
- Mischen Sie alles gut durch und erhitzen sie die Mischung ganz vorsichtig. Achtung, die Mischung muss heiß sein, darf aber nicht kochen!
- Lassen Sie dann die Mischung wieder abkühlen.
- Füllen Sie sie in eine Glasflasche mit Verschluss und stellen Sie sie an einen kühlen Ort.
- Verwenden sie dieses Shampoo so wie ein handelsübliches Shampoo.
- Spülen Sie anschließend die Haare mit kaltem oder lauwarmen Wasser gut ab.

Zutaten:

- 5 Tropfen Rosmarinöl
- 5 Tropfen Lavendelöl
- 25 ml Olivenöl, leicht erwärmt

Anwendung:

- Erwärmen Sie das Olivenöl wie eingangs beschrieben und geben Sie die Tropfen hinzu.

- Massieren Sie damit die Kopfhaut und wickeln Sie dann Ihren Kopf mit einer Frischhaltefolie und darüber einem warmen Handtuch.

- Lassen Sie die Mischung für 20 Minuten einwirken, bevor Sie sie ausspülen.

Zutaten:

- 5 Tropfen Vetiver Öl
- 5 Tropfen Lavendelöl
- 25 ml Jojobaöl, leicht erwärmt

Anwendung:

- Erwärmen Sie das Jojobaöl wie eingangs beschrieben und geben Sie die Tropfen hinzu.

- Massieren Sie damit die Kopfhaut und wickeln Sie dann Ihren Kopf mit einer Frischhaltefolie und darüber einem warmen Handtuch.

- Lassen Sie die Mischung für 20 Minuten einwirken, bevor Sie sie ausspülen.

Zutaten:

- 5 Tropfen Lavendelöl
- 5 Tropfen Teebaumöl

Anwendung:

Mischen Sie die Öle und massieren Sie sie in die Kopfhaut ein. Sie brauchen sie anschließend nicht auszuspülen. Diese Mischung ist gut bei Haarausfall, da es das Zellwachstum aktiviert. Durch die Wirkung des Teebaumöls wird die Kopfhaut gereinigt.

HAARTONIKUM

Zutaten:

• 10 Tropfen Rosmarinöl (bei fettigem Haar) / Kamillenöl (bei trockenem Haar)

• 1 Esslöffel Apfelessig

• 100 ml Lavendel- oder Rosenwasser

Anwendung:

- Mischen Sie die Zutaten gut zusammen und massieren Sie sie in die Kopfhaut ein.
- Lassen Sie die Mischung mindestens eine halbe Stunde oder über Nacht einwirken. Je länger um so besser. Sie können auch warten bis zur nächsten Haarwäsche, bevor Sie sie wieder ausspülen.

Rezepte gegen Erkältungskrankheiten

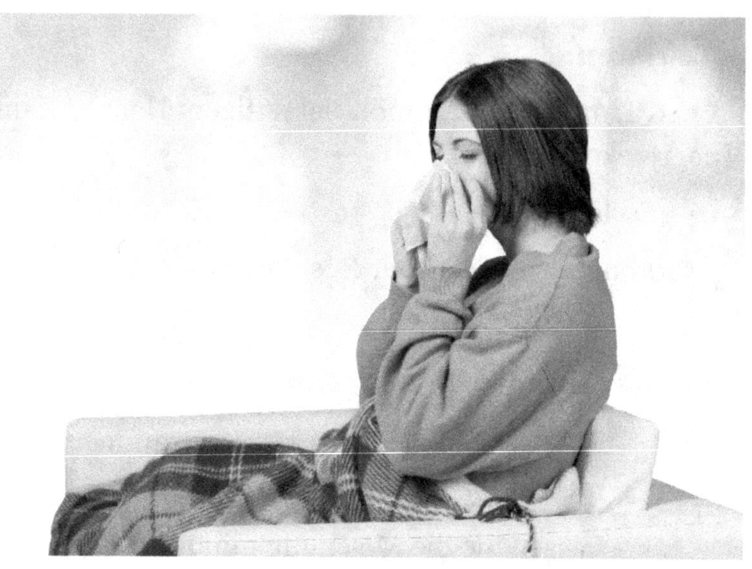

ERKÄLTUNGSBAD

Zutaten:

- 2 Tropfen Eukalyptusöl
- 2 Tropfen Wacholderbeeröl
- 2 Tropfen süßes Orangenöl
- 250 ml Bittersalz (nicht bei hohem Blutdruck)
- 125 ml Kaisernatron (nicht bei hohem Blutdruck)
- 125 ml Milch

Anwendung:

- Mischen Sie alle Öle, das Bittersalz, Kaisernatron und die Milch zusammen.

- Bereiten Sie sich nun ein sehr heißes Badewasser vor - so heiß wie Sie es gerade noch aushalten - und fügen Sie die Öl-Milchmischung erst kurz bevor Sie in die Wanne steigen hinzu.

- Sie sollten das Bad mindestens 15-30 Minuten genießen. Das heiße Badewasser trägt dazu bei, die Öle zu verdampfen und die Infektionen aufzulösen.

- Die in diesem Rezept verwendeten Öle haben starke antivirale und antibakterielle Eigenschaften und helfen, Scherzen und Fieber zu reduzieren.

Tipp: *Sie können die Milch durch einen anderen Träger (z.B. Hagebuttenöl, Aloe Vera Creme) ersetzen und anstatt eines Bades die Mischung auf Rücken, Nacken und Fußsohlen auftragen.*

ERKÄLTUNG UND GRIPPE - MISCHUNG 1

Mit den nachfolgenden drei Mischungen bekämpfen Sie wirkungsvoll Infektionen.

Zutaten:

- 3 Tropfen Teebaumöl
- 3 Tropfen Eukalyptusöl
- Trägeröl: 10 ml Mandelöl

Anwendung:

Mischen Sie die Öle und reiben Sie damit Brust, Nacken und Fußsohlen ein. Sie können das Mandelöl auch weglassen und das Teebaumöl und Eukalyptusöl einem warmen Bad hinzufügen oder in einen Duftzerstäuber geben.

ERKÄLTUNG UND GRIPPE - MISCHUNG 2

Zutaten:

- 3 Tropfen Eukalyptus
- 3 Tropfen Teebaumöl
- 3 Tropfen Mandarinenöl
- 80 ml Trägeröl Ihrer Wahl

Anwendung:

Mischen Sie die Öle gut miteinander und massieren Sie mit der Mischung Rücken, Füße und Brust ein. Wenden Sie es am besten kurz vor dem Schlafengehen an, da es eine erhol- und heilsame Nachtruhe beschert.

Tipp: *Sie können das Trägeröl auch weglassen und die Öle in einen Duftzerstäuber geben. Um es als Badezusatz zu verwenden, nehmen Sie 125 ml Milch anstelle des Trägeröls.*

ERKÄLTUNG UND GRIPPE - MISCHUNG 3

Zutaten:

- 2 Tropfen Teebaumöl
- 2 Tropfen Eukalyptusöl
- 2 Tropfen Lavendelöl

Diese Mischung trägt dazu bei, mittels eines Duftzerstäubers die Keime in der Luft zu beseitigen und die Erkältung zu lösen.

Alternativ können Sie die Mischung auch Ihrem Badewasser hinzufügen oder 60 ml eines Trägeröls Ihrer Wahl hinzufügen und damit Brust und Rücken einmassieren.

Zutaten:

- 1 Tropfen Pfefferminzöl
- 1 Tropfen Teebaumöl
- 1 Tropfen Eukalyptusöl

Anwendung:

- Bereiten Sie ein lauwarmes Bad vor, eines das nicht zu heiß und nicht zu kalt ist.

- Fügen Sie dann die Öle hinzu, kurz bevor Sie in die Wanne steigen.

- Nehmen Sie einen Schwamm oder Waschlappen und reiben Sie sich damit ausgiebig von Kopf bis Fuss ein. Vermeiden Sie dabei die Augen.

- Wenn Sie einen kalten Schauer fühlen ist es Zeit, aus der Wanne zu steigen.

- Anstelle eines Bades können Sie auch eine Schüssel mit Wasser nehmen und sich mittels Schwamm oder Waschlappen von oben bis unten einreiben. Achten Sie darauf, dass der Raum ausreichend gewärmt ist.

Mit dieser Methode lässt sich das Fieber aus den Füßen ausleiten. Am besten verwenden Sie es erst kurz vor dem Schlafengehen. Sie werden nicht nur besser schlafen, sondern auch erholter aufwachen.

Zutaten:

- 2 Tropfen Eukalyptusöl
- 2 Tropfen Zitronenöl
- 2 Tropfen Teebaumöl
- 60 ml Trägeröl Ihrer Wahl

Anwendung:

- Mischen Sie alles gut zusammen.

- Reiben Sie damit die Fußsohlen sanft ein. Die Füße eignen sich besonders gut, um die Öle zu absorbieren.

- Wenn es kalt ist, können Sie auch etwas von der Mischung auf ein Paar Socken geben, die Sie sich anziehen.

- Wenn Sie gleichzeitig Schnupfen und/oder Husten haben, sollten Sie auch eine kleine Menge auf Hals und Brust verteilen.

Rezepte gegen Schmerzen

SCHMERZLINDERUNGSMISCHUNG

Zutaten:

- 2 Tropfen Melissenöl
- 2 Tropfen Majoran Öl
- 2 Tropfen Kamillenöl
- 10 ml Trägeröl Ihrer Wahl (z.B. Mandelöl)
- 10 ml Jojobaöl

Anwendung:

- Mischen Sie die Zutaten und massieren Sie damit die betroffenen Bereiche zweimal täglich oder nach Bedarf.

- Wenn Sie das Träger- und Jojobaöl weglassen, können Sie die ätherischen Öle auch einem heißen Bad zugeben. Wenn Sie nicht unter Bluthochdruck leiden, fügen Sie zusätzlich 2 Tassen Bittersalz und eine halbe Tasse Kaisernatron dem Bad hinzu. Dies wird zusätzlich die Schmerzen lindern.

SCHMERZENLINDERUNGSBAD

Zutaten:

- 2 Tropfen süßes Orangenöl
- 2 Tropfen Juniperöl
- 2 Tropfen Eukalyptusöl
- 10 ml des Trägeröl Ihrer Wahl

Anwendung:

- Mischen Sie die Zutaten und massieren Sie damit die Bereiche, die am meisten schmerzen.

- Anschließend machen Sie sich ein heißes Bad und geben eine halbe Tasse Kaisernatron und zwei Tassen Bittersalz in das Badewasser und lösen Sie es gut auf.

- Genießen Sie das Bad für mindestens 20 Minuten - vielleicht nehmen Sie sich ein gutes Buch zur Hand oder entspannen Sie sich einfach.

Tipp:

Wenn Sie keine Badewanne zuhause haben, dann ist ein Fußbad eine wirksame Alternative, insbesondere wenn es um die Linderung von Erkältungskrankheiten oder Schmerzen geht. Nehmen Sie hierzu ein Becken oder eine Schüssel, die groß genug ist, damit beide Füße hineinpassen. Füllen Sie sie zur Hälfte mit Wasser und fügen Sie die Öle Ihrer Wahl hinzu und genießen Sie das Fußbad für mindestens 15 bis 20 Minuten. Die Wirkung eines Fußbades lässt sich noch erhöhen durch das Hinzugeben von ein paar Esslöffeln Senfpulver. Trocknen Sie anschließend die Füße gut ab und nutzen Sie eine Feuchtigkeitslotion. Dies erhöht das Wohlgefühl.

Diese Mischung ist hervorragend nach einem anstrengenden Sporttraining geeignet. Sie können mit dieser Mischung einem Muskelkater wirkungsvoll vorbeugen oder ihn heilen.

Zutaten:

- 3 Tropfen Rosmarinöl
- 2 Tropfen Lemon Grass Öl
- Trägeröl: 50 ml Jojobaöl

Anwendung:

Mischen Sie Öle zusammen und massieren damit Ihre schmerzenden Muskeln. Lassen Sie die Mischung am besten für 20 Minuten einwirken bevor Sie ein ausgiebiges heißes Bad nehmen.

MUSKELSCHMERZEN - MISCHUNG 2

Diese Mischung eignet sich besonders, wenn die Muskelschmerzen Probleme beim Einschlafen bereiten.

Ätherische Öle:

- 3 Tropfen Majoran Öl
- 3 Tropfen Kamillenöl
- 3 Tropfen Zedernholzöl
- 3 Tropfen Bergamotteöl

Pflanzliche Öle:

- 15 ml Mandelöl

Zusätzlich:

- 2 Tassen Bittersalz und
- 1 Tasse Kaisernatron

Anwendung:

- Mischen Sie die Öle und massieren Sie mit dieser Mischung etwa 1 1/2 Stunden vor dem Schlafengehen Ihre Muskeln ein.

- Nehmen Sie anschließend ein heißes Bad, so heiß wie Sie es aushalten

- Geben Sie dem Badewasser 2 Tassen Bittersalz und 1 Tasse Kaisernatron hinzu. (Letzteres gilt nicht allerdings nicht bei hohem Blutdruck!) Lösen Sie das Bittersalz und Kaisernatron gut auf.

- Genießen Sie das Bad für 20 bis 30 Minuten.

- Sie sollten nach Möglichkeit mit dem ganzen Körper in das Wasser eintauchen können. Lesen Sie sich vielleicht ein gutes Buch und stellen Sie ein großes Glas kühles Wasser neben das Bad, um in regelmäßigen Abständen zu trinken.

- Anschließend reiben Sie sich gut ab und packen Sie sich warm ein und gehen ins Bett.

- Dieses Bad ist hervorragend geeignet, um sich zu entgiften und die Muskeln zu entspannen.

Besonders wenn Sie lange stehen müssen, ist dieses Fußbad sehr wirkungsvoll. Sie benötigen hierfür ein Becken, in das Ihre Füße hineinpassen und 2 Golfbälle.

Ätherische Öle:

- 1 Tropfen Lavendelöl
- 1 Tropfen Eukalyptusöl
- 1 Tropfen Pfefferminzöl
- 2 Agapanthus Blätter (optional)

Anwendung:

- Füllen Sie das Becken mit heißem Wasser, so heiß wie Sie es gerade aushalten.

- Wenn Sie Agapanthus-Blätter verwenden, legen Sie sie auf den Boden des Beckens.

- Legen Sie dann die Golfbälle in das Becken und fügen Sie die Öle hinzu.

- Genießen Sie das Fußbad für gut 20 Minuten und rollen Sie mit den Füßen über die Golfbälle. Dies wird die Muskelverspannungen in den Füßen lockern.

- Die Verwendung von Agapanthus-Blätter ist ein altes Zulu-Rezept. Agapanthus ist auch unter der Bezeichnung „Afrikanische Schmucklilie" bekannt, die in Südafrika beheimatet ist. Sie wurde früher als Wehenmittel angewendet, während sie in die

westliche Naturheilkunde bislang noch keinen
Eingang gefunden hat.

- Wenn Sie sie für Ihr Fußbad verwendet haben, dann
  wickeln Sie anschließend die erwärmten Blätter um
  Ihre Füße und ein Handtuch darum. Lassen Sie sie
  für 20 Minuten einwirken. Es wird die Schmerzen in
  den Füßen lindern. Anschließend entfernen Sie
  wieder die Blätter, trocken Ihre Füße, cremen Sie sie
  mit einer reichhaltigen Creme ein und ziehen Sie
  Socken darüber, nach Möglichkeit über Nacht.

Rezepte gegen Stress, Erschöpfung und Schlaflosigkeit

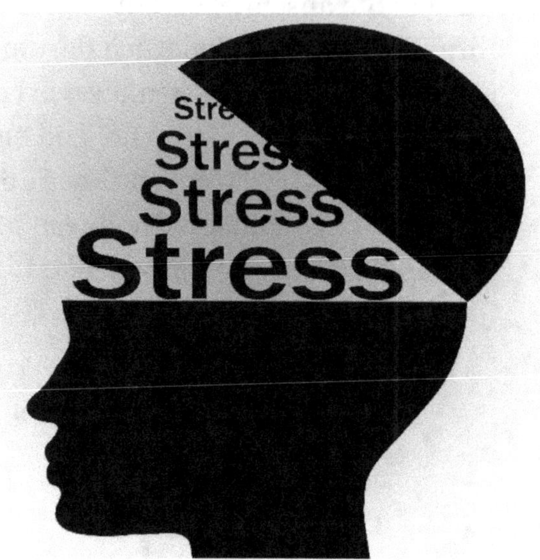

Schlafen Sie heute wie ein Baby. Geben Sie eine Stunde vor dem Schlafengehen einige Tropfen in einen Duftzerstäuber, um sich vollständig zu entspannen. Wenn Sie möchten, legen Sie dazu Ihre Lieblings-CD ein.

Bei nervöser Anspannung, Stress und Schlaflosigkeit eignen sich Kamille, Bergamotte, Sandelholz, Lavendel, Majoran, Zitronenmelisse, Hopfen, Baldrian und Zitrone.

Bei nervöser Müdigkeit, Kraftlosigkeit und Rekonvaleszenz sind Basilikum, Jasmin, Pfefferminz, Ylang-Ylang, Neroli, Engelwurz und Rosmarin zu empfehlen.

Zur Stärkung des Nervensystems eignen sich Kamille, Salbei, Wacholder, Lavendel, Majoran und Rosmarin.

Einfach nur Wohlfühlen: eine Kombination aus Benzoe und Neroli.

Pflanzliche Öle:

- 20 ml Mandelöl

Ätherische Öle:

- 3 Tropfen Lavendelöl
- 3 Tropfen Kamillenöl

Anwendung:

- Mischen Sie die Öle und reiben Sie Ihren Körpers damit ein, am besten ein- bis zweimal pro Tag.

- Lassen Sie die Mischung mindestens 10 Minuten einwirken.

- Nehmen Sie anschließend eine warme Dusche, die dazu beiträgt, die entspannende Wirkung der Öle zu verstärken.

Zutaten:

- 2 Tropfen Neroli Öl
- 2 Tropfen Lavendelöl
- 2 Tropfen Ylang Ylang Öl
- 2 Tropfen Sandelholzöl
- 20 ml Trägeröl Ihrer Wahl

Anwendung:

Mischen Sie die Öle und massieren Sie die Mischung in Ihre Haut ein.

MISCHUNG GEGEN DEPRESSIONEN

Zutaten:

- 2 Tropfen Neroli Öl
- 2 Tropfen Benzoe Öl
- 2 Tropfen Zedernholzöl
- 20 ml Trägeröl Ihrer Wahl

Anwendung:

Mischen Sie die Öle und massieren Sie die Mischung in Ihre Haut ein. Alternativ können Sie es Ihrem Badewasser hinzufügen.

MISCHUNG GEGEN ANSPANNUNGEN

Zutaten:

- 3 Tropfen Majoran Öl
- 3 Tropfen Kamillenöl
- 3 Tropfen Zedernholzöl
- 3 Tropfen Bergamotteöl
- 15 ml Mandelöl

Anwendung:

Mischen Sie die Öle und reiben Sie damit etwa eine halbe Stunde vor dem Schlafengehen Schläfen, Nacken und Fußsohlen ein. Dies hilft Spannungen zu lösen.

Alternativ können Sie das Mandelöl auch weglassen und die Öle in einen Duftzerstäuber geben.

Ätherische Öle:

- 2 Tropfen Weihrauch Öl
- 2 Tropfen Sandelholzöl
- 2 Tropfen Neroli Öl

Pflanzliche Öle:

- 15 ml Mandelöl

Anwendung:

- Mischen Sie alle Öle zusammen und reiben Sie sie auf Arme, Hals und Brust.

- Diese Mischung wirkt sehr entspannend und eignet sich am besten abends. Sie ist auch gut beim Meditieren geeignet. Alternativ können Sie auch das Mandelöl weglassen und die Öle in einen Duftzerstäuber geben.

Ätherische Öle:

- 2 Tropfen Vetiver Öl
- 2 Tropfen Sandelholzöl
- 2 Tropfen Neroli Öl

Pflanzliche Öle:

- 10 ml Mandelöl

Anwendung:

- Mischen Sie die Öle zusammen und tragen Sie sie auf bei Bedarf auf betroffenen Muskelpartien, wie auf die durch Stress verspannten Schultern und Nacken, auf.

- Alternativ können Sie auch nur die ätherischen Öle in einen Duftzerstäuber geben oder Ihrem Badewasser hinzufügen.

Rezepte für Kinder (und Erwachsene)

Wie bereits erwähnt, sollten ätherische Öle keinesfalls für Neugeborene verwendet werden. Sie riskieren sonst die Entwicklung eine Empfindlichkeit gegen die Öle für Ihr Kind für den Rest seines Lebens. Ein Baby ist außerdem nicht in der Lage Ihnen mitzuteilen, ob es die Ölmischung mag und verträgt oder nicht.

Frühestens ab der 10. Woche können Sie Ihr Kind mit ätherischen Ölen in Kontakt bringen. Zwingen Sie aber auf gar keinen Fall Ihrem Kind ein Öl auf, egal für wie gut Sie das Öl befinden.

Achtung: *Bevor Sie eine neue Mischung auf der Haut Ihres Kindes auftragen, stellen Sie zunächst sicher, dass die Mischung keine negativen Reaktionen auslöst. Jede neue Creme und jedes neue Bad sollte daher stets über Nacht mit einer kleinen Probe getestet werden!*

Ich zeige Ihnen im folgenden einige Rezepte, die Sie für Kinder ab 10 Wochen verwenden können.

BERUHIGENDES MASSAGE-ÖL
(ab 10 Wochen)

Ätherische Öle:

- 1 Tropfen Lavendelöl
- 1 Tropfen Kamillenöl

Pflanzliche Öle:

- 20 ml Mandelöl

Lavendel und Kamille helfen das Baby zu beruhigen und sein Immunsystem zu stärken. Die Mischung hält die Haut gesund und hilft bei der Verdauung. Es ist eine sehr sanfte Mischung und kann täglich verwendet werden.

Bei der ersten Anwendung sollten Sie zuerst ein wenig von der Mischung in Ihren Handflächen verteilen und sich damit Ihrem Baby nähern. Wenn das Baby keine Reaktion zeigt, können Sie fortsetzen. Wenn es aber anfängt zu weinen, ziehen Sie sofort Ihre Hände wieder weg. Dann ist es nicht die richtige Mischung. Wenn es keine Reaktion gezeigt hat, dann geben Sie ein wenig auf ein Wattepad und machen Sie erst einen kleinen Test. Legen Sie das Pad in die Nähe des Babys und warten Sie mindestens 12 Stunden, um seine Reaktion auf den Geruch zu testen. Wenn alles gut ist, dann erwärmen Sie das Öl durch Reiben zwischen Ihren Händen und beginnen mit der Massage. Fangen Sie mit den Füßen an und reiben sie sanft die Öle ein. Drücken Sie sanft gegen die Füße und lassen Sie das Baby gegen ihre Hände treten - das stärkt seine Beinmuskulatur. Anschließend massieren Sie sanft die Beine in rhythmischen Bewegungen - dehnen Sie sie nur sanft und ziehen nicht daran.

Kommen Sie mit dem Öl nicht in den Genitalbereich und fahren Sie mit dem Bauch fort. Reiben Sie in kreisenden Bewegungen Bauch und Brust sanft ein. Die Arme können Sie gleichermaßen wie die Beine einmassieren und auch leicht gegen die Hände drücken, um seine Armmuskulatur zu stärken. Wenn es das Baby zulässt, rollen Sie es anschließend auf den Bauch und massieren Sie sanft den Rücken ein. Streichen Sie dabei sanft die Wirbelsäule entlang.

Knuddeln Sie Ihr Baby nochmal, bevor Sie es wieder anziehen. Wichtig ist, dass Sie die ganze Zeit mit ihm sprechen, auch wenn Sie ihm nur erzählen, was Sie gerade tun.

Sie können die Massage jeden Abend wiederholen. Es wird Ihrem Baby helfen zu entspannen und viel besser zu schlafen.

MISCHUNG BEI TROCKENER UND SCHUPPIGER HAUT

(ab 10 Wochen)

Zutaten:

- 1 Tropfen Kamillenöl

- 1 Tropfen Lavendelöl

- 30 ml reichhaltige organische Cremegrundlage

- 5 ml Avocado-Öl (oder Helichrysum Öl)

Anwendung:

Mischen Sie gut die Zutaten und reiben Sie damit den betroffenen Stellen mindestens zweimal täglich sanft ein. Sie sollten zuvor wie oben beschrieben erst einen Test machen, ob Ihr Kind die Mischung mag oder ablehnt. Zwingen Sie niemals etwas Ihrem Kind auf.

MISCHUNG BEI EKZEMEN, RISSIGER HAUT UND WINDELAUSSCHLAG

(ab 6 Monate)

Diese Mischung ist für die ganze Familie geeignet. Sie beruhigt die Haut und hilft bei trockener und rissiger Haut und bei Hautausschlag. Selbst wenn Sie sich mal die Finger verbrannt haben, wirkt sie Wunder. Sie können sie auch als Tagescreme verwenden. Sie hilft der Haut zu regenerieren und ihr Feuchtigkeit zu spenden. Versuchen Sie es einfach mal aus.

Ätherische Öle:

- 5 Tropfen Geranium Öl
- 5 Tropfen Palmarosaöl
- 10 Tropfen Lavendelöl
- 5 Tropfen Sandelholzöl

Pflanzliche Öle:

- 250ml Cremegrundlage (Bio)

Anwendung:

Mischen Sie die Zutaten gut zusammen und wenden Sie sie bei Bedarf an.

HITZEAUSSCHLAG

(ab 10 Wochen)

Ätherische Öle:

- 2 Tropfen Rosenöl
- 2 Tropfen Kamillenöl
- 2 Tropfen Lavendelöl

Pflanzliche Öle:

- 50 ml Rosenwasser oder Rose Hydrosol

Anwendung:

- Alle Zutaten mischen und gut schütteln.

- Tupfen Sie die Mischung vorsichtig auf den Ausschlag. Es wird sofort den Juckreiz lindern.

- Sie können alternativ die Mischung auch in eine Schüssel mit kaltem Wasser geben, einen Waschlappen oder Tuch damit tränken und wieder auswringen und als kalte Kompresse verwenden. Dies verhindert den Juckreiz und mögliche Schwellungen.

Tipp: *Für Ihr Baby können Sie auch die Hälfte der Zutaten nehmen, zusätzlich 125 ml Milch hinzufügen und dies dem Baby (ab 10 Wochen) Badewasser hinzufügen.*

PSORIASIS

(ab 6 Monate)

Zutaten:

- 5 Tropfen Lavendelöl
- 5 Tropfen Myrrhe
- 5 Tropfen Teebaumöl
- 10 ml Avocado-Öl
- 10 ml Borretschöl
- 200 ml reichhaltige Cremegrundlage

Anwendung:

Mischen Sie die Zutaten und verwenden Sie sie bei Bedarf. Anstatt des Borretschöls und der Cremegrundlage können Sie eine Tasse Apfelessig nehmen, um die Flecken direkt behandeln.

Tipp: Verwenden Sie nur ein Tropfen jedes Öls sowie den Apfelessig und geben Sie es in Badewasser für Ihr Baby (ab 10 Wochen).

Wenn die Haut heiß und entzündet ist, bringen kalte Kompressen Erleichterung.

Für Kinder von 10 Wochen bis 6 Monate:

- 1 Tropfen Lavendelöl

- 1 Tropfen Kamillenöl

Anwendung:

- Fügen Sie die Tropfen in eine Schale mit Wasser und lassen Sie einen Waschlappen darin einweichen.

- Wringen Sie ihn aus und legen Sie ihn auf die betroffene Stelle.

- Tränken Sie einen weiteren Waschlappen und benutzen Sie ihn abwechselnd, bis die Beschwerden etwas abgeklungen sind.

Für Kinder ab 6 Monaten:

- 2 Tropfen Lavendel oder Kamille

- 2 Tropfen von einem der folgenden Öle:

  o bei Ekzemen mit Flüssigkeitsaustritt (meist verursacht durch das Bakterium Staphylococcus Aureus): Myrrhe oder Patchouli

  o bei schuppigen Ekzemen: Melisse oder Rosenöl

  o bei entzündeten Ekzemen: Kamille oder Schafgarbe

  o bei infektiösen Ekzemen: Teebaumöl oder Lavendel

(für alle Altersstufen)

Zutaten:

- 5 mg Kaisernatron
- Ätherische Öle:
  - 2 Tropfen Lavendelöl
  - 2 Tropfen Kamillenöl

Anwendung:

- Lösen Sie das Kaisernatron in ein wenig Wasser auf bis es eine Paste bildet.

- Geben Sie es dann in eine Schüssel mit eiskaltem Wasser und fügen Sie die Öle hinzu.

- Nehmen Sie einen sauberen Waschlappen und lassen Sie ihn kurz im Wasser einweichen.

- Legen Sie ihn auf die betroffenen Stellen.

WUNDER BABYPOPO

(ab 10 Wochen)

Ätherische Öle:

- 5 Tropfen Lavendelöl

- 3 Tropfen Palmarosaöl

- 2 Tropfen Manukaöl

Pflanzliche Öle:

- 100 ml Aloe Vera Gel oder Trägeröl Ihrer Wahl

Anwendung:

- Alle Zutaten mischen und 2 bis 3 mal sanft auf die betroffenen Körperstellen auftragen.

- Nach dem Auftragen der Öle verwenden Sie am besten einen warmen Waschlappen. Dies hilft, die Öle besser aufzunehmen und steigert das Wohlbefinden.

KOLIKEN

(ab 10 Wochen)

Ätherische Öle:

- 1 Tropfen Mandarinenöl oder 1 Tropfen süßes Orangenöl
- 1 Tropfen Lavendelöl

Pflanzliche Öle:

- 20 ml eines Trägeröl Ihrer Wahl

Anwendung:

Alle Zutaten zusammen mischen und damit Rücken, Brust und Bauch zweimal täglich sanft einmassieren, bis die Symptome abklingen.

DURCHFALL

(ab 6 Monate)

Ätherische Öle:

- 1 Tropfen Lavendelöl
- 1 Tropfen Ingwer-Öl
- 1 Tropfen Geranium Öl

Pflanzliche Öle:

- 30 ml Trägeröl Ihrer Wahl

Anwendung:

- Mischen Sie die Öle und massieren Sie sanft den ganzen Bauch mit kreisenden Bewegungen.

- Legen Sie einen warmen Waschlappen auf den Bauch, um die Absorption der Öle zu unterstützen und Krämpfe und Beschwerden zu lindern.

- Wichtig ist, dass Sie Ihrem Baby bei Durchfall ausreichend Flüssigkeit geben, auch wenn es nicht essen will. Wenn das Baby nach einem Tag immer noch Durchfall hat oder gar zusätzlich hohes Fieber hat, sollten Sie so schnell wie möglich in die Notaufnahme.

Ätherische Öle:

- 2 Tropfen Majoranöl (Origanum majorana)
- 1 Tropfen Angelikawurzelöl (Angelica archangelica)
- 1 Tropfen Thymian Chemotyp linalool

  Wichtig ist, dass Sie Thymianöl vom Chemotyp *linalool* verwendet und nicht Chemotyp *thymol*. Letzteres ist sehr scharf und pfeffrig und für Kinder ungeeignet, während Thymian linalool sehr sanft und mild ist.

Pflanzliche Öle:

- 10 ml Trägeröl Ihrer Wahl (z.B. Mandelöl)

Anwendung:

Mischen Sie die Öle und massieren Sie damit die Nasenflügel sanft kreisförmig von außen ein. Ebenso auch die stark beanspruchte Haut rund um die Nase (nicht in die Nase!). Diese Mischung ist auch unter der Bezeichnung „Engelwurznasenöl" bekannt und bei Baby- und Kinderschnupfen sehr bewährt.

(ab 10 Wochen)

Ätherische Öle:

- 2 Tropfen Cajeputöl

Cajeput hat eine schleimlösende Wirkung. Es wirkt sehr sanft und ist daher auch gut für Kinder geeignet. Bei Babys ab 10 Wochen gibt man 1 Tropfen Cajeputöl auf ein Taschentuch und hängt es über das Bettchen. Bei Kleinkindern gibt man 1-2 Tropfen auf einen Duftstein und stellt diesen neben das Bett. Cajeputöl hat sich auch bei Ohrenschmerzen bewährt. Hierbei wird 1 Tropfen auf den Finger aufgetragen und hinter das Ohr gerieben (nicht in das Ohr!). Auch bei Nasennebenhöhlenentzündungen ist es wirksam. Hierbei gibt man wieder nur einen Tropfen Cajeputöl auf den Finger und massiert kreisend die Nasenflügel ein und streicht es bis zum Ohr aus.

Diese Behandlung ersetzt nicht den Besuch bei Arzt und sollte nur als begleitende Maßnahme gesehen werden. Verwenden Sie bitte nicht mehr von dem Cajeputöl als angegeben. Bei zu hoher Dosierung gibt es einen Umkehreffekt.

ZAHNUNGSBESCHWERDEN

(ab 10 Wochen)

Ätherische Öle:

- 1 Tropfen Lavendelöl
- 1 Tropfen Kamillenöl

Pflanzliche Öle:

- 20 ml Trägeröl Ihrer Wahl

Anwendung:

Mischen Sie die Öle und tragen Sie die Mischung entlang des Kiefers unterhalb der Wangenknochen auf sowie auf Kinn und Hals. Es lindert Zahnschmerzen und Schmerzen beim Zahnen. Wiederholen Sie dies zwei- bis dreimal pro Tag. Diese Mischung ist äußerst wirksam und hat den zusätzlichen Vorteil, dass es sehr beruhigend für das Kind ist.

Tipp:

Sie können auch das Trägeröl weglassen. Geben Sie die Öle in eine Schüssel mit warmen Wasser. Tränken Sie einen sauberen Waschlappen oder ein Tuch für einige Minuten. Halten Sie das Tuch an den Kiefer, dort wo die Zähne kommen. Diese Kompressen helfen ebenfalls die Schmerzen zu verringern.

ZAHNUNGSSCHMERZEN, STARK UND ZAHNSCHMERZEN
(ab 6 Monaten)

Diese Mischung ist nur mit großer Vorsicht anzuwenden und nur bei sehr starken Zahnungsschmerzen. Nelkenöl ist zwar ein sehr gutes Heilmittel und starkes Antiseptikum, aber es kann etwas zu stark für die Babyhaut sein. Versuchen Sie es auf jeden Fall zuerst mit Kamillenöl. Wenn Ihr Kind aber wirklich sehr starke Schmerzen hat, dann können Sie es in einer gut verdünnten Mischung mit Nelkenöl versuchen. Achten Sie aber darauf, dass das Öl nicht in den Mund des Babys gelangt und achten Sie darauf, ob es zu Hautreizungen kommt. Sollte die Haut gereizt werden, sollten Sie auf jeden Fall die Konzentration reduzieren - oder es gegen Kamillenöl tauschen.

Ätherische Öle:

- 1 Tropfen Nelkenöl
- 2 Tropfen Lavendelöl
- 50 ml Trägeröl Ihrer Wahl

Anwendung:

Mischen Sie die Öle zusammen und reiben Sie die Bereiche von außen dort ein, an denen die Zähne anfangen zu wachsen. Kommen Sie mit dem Öl nicht in den Mund des Babys! Achten Sie auch darauf, mit dem Öl nicht zu nahe an die Nase oder die Augen zu kommen, da die Schleimhäute gereizt werden können. Dies kann unter Umständen zu großen Augenschäden führen oder dass die Nase läuft.

Falls es doch zu einer Reizung kommen sollte, entfernen Sie sofort das Öl aus dem Gesicht Ihres Babys und reiben Sie vorsichtig eine wässrigen Creme darauf. Waschen Sie sich zuvor gut die Hände! Sie können auch ein wenig Milch in Wasser geben und damit die Haut beruhigen.

(ab 6 Monate)

Wenn ein kleines Kind hohes Fieber hat, sollten Sie nicht zögern, einen Arzt aufzusuchen, da es womöglich ein Hinweis auf eine schwere Krankheit ist. Als erste Hilfe können Sie aber die folgende Mischung versuchen.

Ätherische Öle:

- 1 Tropfen Pfefferminzöl
- 1 Tropfen Teebaumöl
- 1 Tropfen Eukalyptusöl

Anwendung:

- Bereiten Sie ein Bad mit lauwarmen Wasser vor und fügen Sie die Öle hinzu.

- Setzen Sie Ihr Kind in das Bad und vermeiden Sie, dass das Gesicht des Kindes mit dem Wasser in Berührung kommt.

- Nehmen Sie einen Schwamm oder Waschlappen und waschen damit vorsichtig Ihr Kind ab. Am besten vom Hinterkopf aus, so dass kein Wassertropfen auf das Gesicht gelangt.

- Anstelle des Bades können Sie auch eine große Schüssel mit lauwarmen Wasser nehmen. Sie sollten dann die Menge der Öle entsprechend reduzieren.

RAUMSPRAY

Um die Luft zu reinigen, mischen Sie zu gleichen Anteilen folgende Öle zusammen und geben Sie es in einen Duftzerstäuber:

- Lavendelöl

- Teebaumöl

- Ravensaraöl

- Eucalyptus radiata Öl

MISCHUNG FÜR KINDER ZWISCHEN 10 WOCHEN UND 6 MONATEN

- Lavendelöl

- Kamillenöl

Stellen Sie eine Mischung aus gleichen Teilen Lavendelöl und Kamillenöl her und verdünnen Sie es in geeigneter Weise mit einem Trägeröl. Betupfen Sie damit vorsichtig die Stellen. Es hilft Juckreiz zu lindern und hilft Narbenbildung, Entzündungen und Infektionen vorzubeugen.

- Bergamotteöl

- Eukalyptusöl

- Teebaumöl

Stellen Sie eine Mischung aus gleichen Teilen Bergamotteöl, Eukalyptusöl und Teebaumöl, her und verdünnen Sie es in geeigneter Weise mit einem Trägeröl. Dies unterstützt den Heilungsprozess der Windpocken.

Mischung für Kinder ab 2 Jahren

- 50 ml Rosenwasser

- 50 ml Hamamelis

- 5 Tropfen Teebaumöl

- 5 Tropfen Lavendelöl

- 5 Tropfen Kamillenöl

- Trägeröl Ihrer Wahl

Stellen Sie eine Mischung aus den genannten Zutaten her, verdünnen Sie es in geeigneter Weise mit einem Trägeröl und betupfen Sie damit die Windpocken.

ERKÄLTUNGS- UND GRIPPEMISCHUNG 1

(ab 6 Jahren)

Zutaten:

- 2 Tropfen Eukalyptus
- 2 Tropfen Teebaumöl
- 2 Tropfen Mandarinenöl
- 60 ml Trägeröl Ihrer Wahl

- **Als Massageöl:** Mischen Sie die Öle gut zusammen und massieren Sie damit hauptsächlich Rücken, Hals und die Füße ein. Dieses Öl sollte am besten kurz vor dem Schlafengehen angewendet werden. Es löst die Erkältung und trägt zu einer entspannten Nachtruhe bei.

- **Für den Duftzerstäuber:** Sie können auch das Trägeröl weglassen und die Öle in einen Duftzerstäuber geben.

- **Als Bad:** Für Kinder unter 6 Jahren können Sie auch das Trägeröl ersetzen durch 125 ml Milch, die Menge der Öle halbieren und dann dem Badewasser zusetzen.

(ab 12 Jahren)

Zutaten:

- 1 Tropfen Teebaumöl

- 1 Tropfen Eukalyptusöl

- 20 ml Trägeröl

Diese Mischung hilft Schmerzen und Beschwerden bei Erkältungen und Grippe zu lindern. Vermischen Sie die Öle und reiben Sie damit Füße, Rücken und Brust ein.

- **Als Bad:** Statt des Trägeröls können Sie auch 125 ml Milch verwenden und es dem Badewasser hinzufügen.

- **Für den Duftzerstäuber:** Für Kinder unter 12 Jahre sollten Sie nur diese Öle nur in sehr schwachen Konzentrationen in einem Duftzerstäuber für maximal 20 Minuten verwenden. Eukalyptus hilft sehr wirkungsvoll bei verstopfter Nase.

(ab 6 Monaten)

- 2 Tropfen Eukalyptusöl
- 2 Tropfen Wacholderbeeröl
- 2 Tropfen Süßes Orangenöl
- 125 ml Milch

Als Bad: Lassen Sie ein warmes Bad ein und geben sie die Öle und die Milch hinzu. Lassen Sie Ihr Kind maximal 15 Minuten in der Wanne. Die Wärme des Bades trägt dazu bei, die Öle zu verdampfen und löst die Erkältung. Da die Öle hervorragende antivirale und antibakterielle Wirkstoffe enthalten, helfen sie auch, Schmerzen und Fieber zu reduzieren.

(ab 12 Jahre)

Als Massageöl: Anstatt der Milch können Sie auch 60 ml eines Trägeröls Ihrer Wahl verwenden und damit Rücken, Nacken und die Beine Ihres Kindes einreiben. Dies ist aber nur für Kinder ab 12 Jahren geeignet. Es wirkt entgiftet und erhöht leicht den Blutdruck. Es ist daher für Kinder mit Epilepsie ungeeignet!

(ab 6 Monaten)

- 2 Tropfen Bergamotteöl
- 2 Tropfen Lavendelöl
- 2 Tropfen Sandelholzöl
- 60 ml Trägeröl Ihrer Wahl

  - **Als Massageöl:** Mischen Sie alle Öle mit dem Trägeröl zusammen und massieren Sie damit die Füße Ihres Kindes ein-oder zweimal in der Woche.

  - **Als Bad:** Alternativ können Sie das Trägeröl durch 125 ml Milch ersetzen und die Menge an ätherischen Ölen halbieren. Geben Sie diese Mischung in das Badewasser.

  - **Für den Duftzerstäuber:** Sie können auch das Trägeröl ganz weglassen und die Öle in einen Duftzerstäuber geben.

GUTE NACHT MISCHUNG 1

(ab 10 Wochen)

Zutaten:

- 1 Tropfen Lavendelöl
- 1 Tropfen Kamillenöl
- 20 ml Trägeröl Ihrer Wahl

Anwendung:

Mischen Sie die Zutaten zusammen und massieren Sie damit vor dem Schlafengehen Rücken, Brust und Füße ein. Allein schon die Massage hilft, ihr Kind zu beruhigen, und die Öle werden es schläfrig machen.

GUTE NACHT MISCHUNG 2

(ab 6 Monaten)

Zutaten:

- 1 Tropfen Kamillenöl
- 1 Tropfen Zedernholzöl
- 1 Tropfen Lavendelöl
- 1 Tropfen Ylang Ylang Öl (optional)
- 80 ml Trägeröl Ihrer Wahl

Anwendung:

Mischen Sie die Öle und reiben Sie in die Fußsohlen Ihres Kindes kurz vor dem Schlafengehen ein. Ylang Ylang in dieser geringen Dosierung sorgt für ein Gefühl der Zufriedenheit und Entspannung.

<h1 style="text-align:center">SINUSITIS MISCHUNG</h1>

(ab 6 Monaten)

Zutaten:

- 1 Tropfen Kamillenöl
- 1 Tropfen Zedernholzöl
- 1 Tropfen Lavendelöl
- 80 ml Trägeröl Ihrer Wahl

Anwendung:

Mischen Sie die Öle zusammen und reiben Sie damit Rücken und Nacken ein.

OHRENSCHMERZEN

(geeignet für jedes Alter)

Zutaten:

- 1 Tropfen Lavendelöl
- 1 Tropfen Kamillenöl
- 1 Schüssel warmes Wasser

Anwendung:

- Geben Sie die Öle in eine Schüssel warmes Wasser.

- Nehmen Sie einen sauberen Waschlappen und lassen Sie ihn für ein paar Minuten einweichen.

- Wringen Sie ihn dann aus und legen Sie den Waschlappen als Kompresse an die Außenseite des Ohrs.

- Die gleiche Kompresse lindert auch Zahnschmerzen.

EINSCHLAF-MISCHUNG

(ab 10 Wochen)

Zutaten:

- 1 Tropfen Lavendelöl
- 1 Tropfen Kamillenöl
- 20 ml Trägeröl Ihrer Wahl

Anwendung:

Mischen Sie alle Öle und massieren Sie damit vor dem Schlafengehen Rücken, Brust und Füße ein.

MISCHUNG BEI SCHLAFSTÖRUNGEN
(ab 6 Jahren)

Zutaten:

- 3 Tropfen Kamillenöl
- 3 Tropfen Ylang Ylang Öl
- 3 Tropfen Lavendelöl
- 3 Tropfen Zedernholzöl
- 75 ml Trägeröl Ihrer Wahl

Anwendung:

Alle Zutaten zusammen mischen und Brust, Rücken und Fußsohlen einreiben. Sie können die Mischung (ohne das Trägeröl) auch in einem Duftzerstäuber verwenden.

Die Mischung ist auch gut gegen Muskelkater.

ANTI-STRESS-MISCHUNG 1

(ab 2 Jahren)

Gerade Teenager sind heutzutage sehr gestresst, besonders vor Prüfungen. Diese Mischung ist ideal gegen Stress. Das Vetiver- und Sandelholzöl wirken tief entspannend.

Zutaten:

- 2 Tropfen Sandelholzöl
- 2 Tropfen Ylang Ylang Öl
- 2 Tropfen Vetiver Öl
- 40 ml Trägeröl Ihrer Wahl

Anwendung:

- Mischen Sie die Zutaten zusammen und massieren Sie damit die Verspannungen in Nacken und Schultern.

- Reiben Sie mit der Mischung auch die Fußsohlen ein.

- Sie können die Mischung auch in ein warmes Bad oder einen Duftzerstäuber geben.

- Sie können auch ein bis zwei Tropfen der Mischung auf die Schläfen geben. Dies ist sofort beruhigend und hilft, Stress und Anspannung zu mildern.

Anti-Stress-Mischung 2

(ab 6 Jahren)

Zutaten:

- 2 Tropfen Kamillenöl
- 2 Tropfen Lavendelöl
- 2 Tropfen Neroli Öl

Anwendung:

- Nehmen Sie eine kleine Flasche mit verschließbaren Deckel.

- Legen Sie ein kleines sauberes Stück Baumwolltuch in die Flasche und fügen Sie die ätherischen Öle hinzu.

- Geben Sie das Fläschchen Ihrem Kind, sodass es immer daran riechen kann, wenn es sich besonders gestresst fühlt.

- Ggfs. geben Sie es ihm auch mit in die Schule.

INFEKTIONEN BEKÄMPFEN

(ab 12 Jahren)

Diese Mischung ist entgiftend und erhöht den Blutdruck; daher bitte nicht anwenden, wenn das Kind unter Epilepsie leidet.

Zutaten:

- 2 Tropfen Eukalyptusöl
- 2 Tropfen Schwarzer Pfeffer Öl
- 2 Tropfen süßes Orangenöl
- 1/2 Tasse Bittersalz
- ¼ Tasse Kaisernatron

Anwendung:

- Lösen Sie das Bittersalz und Kaisernatron in etwas Wasser auf und fügen Sie die Öle hinzu.

- Lassen Sie ein warmes bis heißes Bad ein, so heiß, dass es angenehm für Ihr Kind ist.

- Geben Sie die Öle kurz bevor das Kind ins Wasser steigt ins Wasser.

- Das Kind sollte mindestens für 20 Minuten im Wasser bleiben.

- Trocknen Sie es anschließend gut ab und schicken Sie es ins Bett. Es wird anschließend im Bett gut schwitzen und die Infektionen bekämpfen.

- Dieses Bad hilft auch bei schmerzenden Muskeln, da es tiefenentspannend wirkt. Es ist auch gut für Jugendliche geeignet, die viel Sport treiben oder gestresst sind.

MISCHUNG GEGEN ÄNGSTE

(ab 12 Jahren)

Zutaten:

- 5 Tropfen Muskatellersalbei Öl
- 5 Tropfen Ylang Ylang Öl
- 5 Tropfen Lavendelöl
- 100 ml des Trägeröl Ihrer Wahl

Anwendung:

Mischen Sie alle Öle zusammen und massieren damit Schultern und Nacken. Die Mischung ist entspannend und sollte am besten über eine halbe Stunde vor dem Schlafengehen angewendet werden.

Als Bad: Geben Sie die ätherischen Öle (ohne das Trägeröl) ins Badewasser.

MISCHUNG GEGEN VERSPANNTE MUSKELN

(ab 12 Jahren)

Diese Mischung wirkt tiefenentspannend und hilft Ihrem Kind, sich vor dem Schlafengehen zu entspannen und ruhig zu schlafen.

Zutaten:

- 5 Tropfen Lavendelöl
- 5 Tropfen Kamillenöl
- 5 Tropfen Ylang Ylang Öl
- 5 Tropfen Sandelholzöl
- 100 ml Trägeröl Ihrer Wahl

Anwendung:

Massieren Sie die Mischung gut in die von Stress und Anspannung betroffenen Muskeln, besonders Nacken, Rücken und Hals gut ein.

Mischungen für den Duftzerstäuber

Mischen Sie die Öle der jeweiligen Rezepte zusammen und geben Sie sie in einen Duftzerstäuber.

Befolgen Sie stets die Anweisungen des Herstellers Ihres Duftzerstäubers. Sie sollten einem Duftzerstäuber immer mindestens eine halbe Stunde Zeit geben, bevor sich eine Wirkung der verwendeten Öle zeigen kann. Vorher können Sie keine Ergebnisse und Wirkungen erwarten. Sie sollten einen Duftzerstäuber aber auch nicht länger als 2 Stunden verwenden. Auch eine sonst positive Wirkung eines ätherischen Öls kann sich in das Gegenteil verwandeln, wenn es zu stark und intensiv ist. Übertreiben Sie es daher nicht.

Die folgenden Mischungen können alternativ auch dem Badewasser hinzugefügt werden oder mit einem Trägeröl gemischt werden, um damit die Haut einzureiben. Prinzipiell gilt, dass Sie je 5 Tropfen eines ätherischen Öls mindestens 10 ml eines geeigneten Trägeröls , bei Kindern entsprechend mehr, verwenden sollten.

MISCHUNG ZUR STEIGERUNG DER KONZENTRATION

- 2 Tropfen Pfefferminzöl
- 2 Tropfen Rosmarinöl

Diese Mischung hilft, sich zu fokussieren und konzentrieren und stimuliert den Geist. Es sollte bei Jugendlichen erst ab einem Alter von 12 Jahren verwendet werden und nicht kurz vor dem Schlafengehen; besser mehrere Stunden zuvor.

MISCHUNG ZUR STEIGERUNG DER INNEREN ZUFRIEDENHEIT

- 2 Tropfen Bergamotteöl
- 2 Tropfen Jasminöl
- 2 Tropfen Neroli Öl
- 2 Tropfen Sandelholzöl

MISCHUNG ZUR STEIGERUNG DER AUFMERKSAMKEIT

- 1 Tropfen Pfefferminzöl
- 1 Tropfen Zitronenöl
- 1 Tropfen Rosmarinöl
- 1 Tropfen Ysop Öl

MISCHUNG ZUR ERHÖHUNG DER WACH- UND KLARHEIT

- 2 Tropfen süßes Orangenöl
- 2 Tropfen Pfefferminzöl

MISCHUNG ZUR BEFREIUNG VON KOPFSCHMERZEN

- 1 Tropfen Majoran Öl
- 1 Tropfen Thymianöl
- 1 Tropfen Rosmarinöl
- 1 Tropfen Pfefferminzöl
- 1 Tropfen Lavendelöl

MEDITATIONSMISCHUNG

- 2 Tropfen Weihrauch Öl
- 2 Tropfen Vetiver Öl
- 2 Tropfen Sandelholzöl

MISCHUNG FÜR ERHOLSAMEN SCHLAF

- 2 Tropfen Kamillenöl (oder Sandelholzöl)
- 2 Tropfen Lavendelöl

Stellen Sie den Zerstäuber auf eine halbe Stunde ein bevor Sie schlafen gehen. Diese Düfte sind unaufdringlich und angenehm und wiegen Sie sanft in den Schlaf.

MISCHUNG GEGEN DEPRESSIONEN

- 2 Tropfen Neroli Öl
- 2 Tropfen Benzoe Öl
- 2 Tropfen Zedernholzöl

GUTE LAUNE-MISCHUNG

- 2 Tropfen Jasminöl
- 2 Tropfen Benzoe Öl
- 2 Tropfen Neroli Öl

MISCHUNG GEGEN ERKÄLTUNG UND GRIPPE

- 3 Tropfen Teebaumöl
- 3 Tropfen Eukalyptusöl
- 3 Tropfen Lavendelöl

Diese Mischung tötet Keime und Bakterien und hilft, den Sekretstau aufzulösen.

MISCHUNG ZUR ANREGUNG DES GEISTES

- 2 Tropfen Neroli Öl
- 2 Tropfen Lavendelöl
- 2 Tropfen Ylang Ylang Öl
- 2 Tropfen Sandelholzöl

Geben Sie die Öle in einen Duftzerstäuber. Alternativ können Sie sie auch mit 20 ml Trägeröl Ihrer Wahl vermischen und in die Haut einmassieren. Diese Mischung sollte für Kinder erst ab 6 Jahren verwendet werden.

ANTI-STRESS-MISCHUNG

- 3 Tropfen Benzoe Öl
- 3 Tropfen Zedernholzöl
- 3 Tropfen süßes Orangenöl

Diese Mischung ist für Kinder ab 12 Jahren geeignet und sollte täglich für mindestens eine halbe Stunde angewendet werden, insbesondere in besonders stressigen Perioden.

Rezepte für den Haushalt

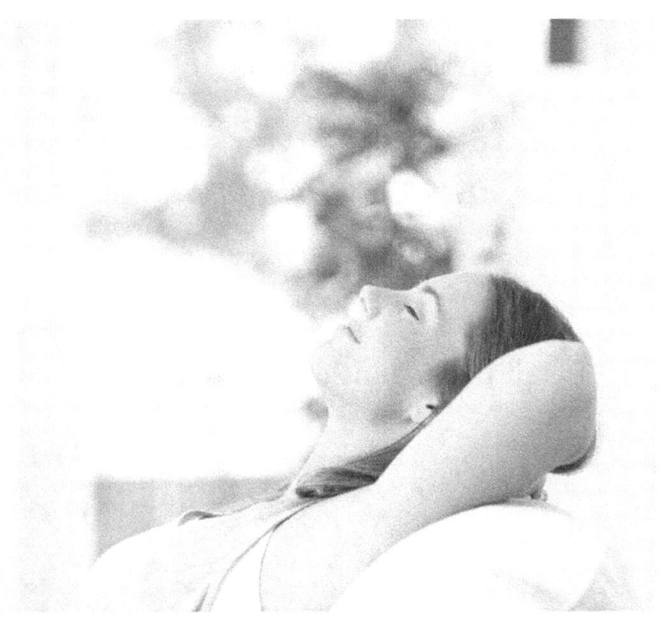

Mit ätherischen Ölen können Sie auch Ihr Haus bzw. Ihre Wohnung sauber und wohlriechend halten.

REINIGEN VON OBERFLÄCHEN IN KÜCHE UND BAD

Geben Sie 8 Tropfen Geranium Öl und Zitronenöl in einen kleinen Eimer mit lauwarmen Wasser. Lassen Sie einen Reinigungslappen darin einweichen und wischen Sie damit die Küchen- und Badoberflächen ab. Verwenden Sie es aber nicht zur Reinigung von Schneidebrettern, da sich dies auf das Essen übertragen kann.

Desinfektion der Toilette

Geben Sie 3 Tropfen Teebaumöl oder Kiefernöl in die Toilette und lassen Sie es über Nacht einwirken. Erst am nächsten Morgen spülen.

Reinigen von Badewanne und Waschbecken

Geben Sie bis zu 8 Tropfen Lavendelöl und Grapefruitöl in einen kleinen Eimer mit lauwarmen Wasser und reinigen Sie damit Badewanne und Waschbecken.

Raumduft

Ätherische Öle:

- 2 Tropfen Lavendelöl
- 2 Tropfen Sandelholzöl

Sonstiges:

- 100 ml Wodka (optional, aber belebt den Duft)
- 400 ml Wasser
- 1 Sprühflasche

Anwendung:

Mischen Sie alle Zutaten und geben Sie die Mischung in eine Sprühflasche. Hiermit können Sie Ihren Raum bei Bedarf auffrischen. Der Wodka hat keinen wahrnehmbaren Geruch in der Mischung, sondern hilft, den Duft der Öle zu fixieren und auch, dass die Öle in der Wasser-Mischung diffundieren. Die Öle mischen sich nicht mit Wasser, aber mit dem Wodka.

WÄSCHEDUFT

Geben Sie statt eines Weichspülers 3 bis 4 Tropfen eines ätherischen Öls Ihrer Wahl in die Spülkammer Ihrer Waschmaschine.

‣ Zitrusöle haben einen frischen und anregenden Duft.

‣ Sandelholz hat eine maskuline Duftnote.

‣ Lavendelöl wirkt wohltuend und beruhigend.

Letztendlich bleibt es aber Ihnen überlassen, für welchen Duft Sie sich entscheiden. Vermeiden sollten Sie aber harzige Öle wie Benzoe, Weihrauch und Myrrhe.

Alternativ können Sie auch ein paar Tropfen des Öls in eine Sprühflasche mit Wasser geben und damit Ihre Wäsche entweder auf der Leine oder beim Bügeln einsprühen.

Wenn Sie einen Wäschetrockner verwenden, nehmen Sie ein sauberes Baumwolltaschentuch, geben Sie ein paar Tropfen des Öls hierauf und legen Sie in zu der Wäsche in den Trockner.

Mit diesen ätherische Ölen, sowie Essig bzw. Essigessenz, Kaisernatron, Zitrone und Haushaltssalz können Sie auf nahezu alle übliche Reinigungsmittel vollständig verzichten und halten Ihr Haus sauber, angenehm duftend und hygienisch rein - und Sie sind frei von Chemikalien im Haushalt.

MÖBELDUFT

Oftmals riechen Schubfächer und Schränke etwas muffig.
Um Ihren Möbeln einen angenehmen Duft zu geben,
schneiden Sie hierzu Packpapier (oder gebrauchtes
Geschenkpapier, das auf diese Weise recycelt wird) in Form
Ihrer Schubfächer aus, legen Sie damit die Schubfächer aus
und geben Sie ein paar ätherische Tropfen Ihres
Lieblingsduftes darauf. Entsprechend können Sie auch die
Böden Ihrer Schränke auslegen und ihnen einen
wohlriechenden Duft geben.

TEPPICH-ERFRISCHER

Zutaten:

- 2 Tropfen Lavendelöl

- 2 Tropfen Sandelholzöl

- 1 Tasse Kaisernatron

Anwendung:

Mischen Sie die Öle gut mit dem Kaisernatron. Verteilen Sie
das Pulver anschließend über Ihre Teppiche und lassen es für
mindestens eine Stunde, besser noch für eine Nacht
einwirken. Saugen Sie anschließend das Pulver wieder mit
Ihrem Staubsauger auf. Die Teppiche riechen anschließend
viel angenehmer und frischer.

Schlussbemerkung

Ätherische Öle sind wahre Geschenke der Natur. Sie können sehr vielseitig verwendet werden und helfen, unser Leben und unsere Gesundheit zu verbessern. Sie sind äußerst leistungsstark, wenn es darum geht, Körper, Geist und Seele zu heilen. Es gibt so viele ätherische Öle und jedes der Öle hat seinen eigenen ganz spezifischen Nutzen. In der richtigen Kombination verstärken die Öle ihre Wirkung und helfen gegen eine Vielzahl von Leiden. Daher ist das Wissen um die richtige Mischung so wichtig.

Ich hoffe, dass Sie hilfreiche Rezepte für sich und Ihre Familie finden konnten. Wenn Sie im Umgang mit ätherischen Ölen etwas sicherer geworden sind, wird Ihr Gang zum Arzt oder Apotheker sicherlich immer weniger notwendig werden. Das soll aber in keiner Weise heißen, dass Sie in Notfällen auf jeden Fall weiterhin einen Arzt aufsuchen sollten.

Ich hoffe auch, dass ich Sie inspirieren konnte, künftig sich ihre eigenen Mischungen herzustellen und mehr über ätherische Öle zu lernen.

Alles Gute für Ihre Gesundheit!

Rechtliche Hinweise

Fotomaterial

https://www.bigstockphoto.com Copyright:

- Subbotina Anna, Stockfoto-ID: 91496660, Beauty Model girl with Healthy Brown Hair

- Subbotina Anna, Stockfoto-ID: 49257812, Beautiful Face of Young Woman

- Artkatia, Stockfoto-ID: 5134446, essential oil bottle with thyme and orange

- www.billionphotos.com, Stockfoto-ID: 112177706, Flu and cold woman cough

- Steven Frame, Stockfoto-ID: 6072448, Woman bends over and flinches in pain

- Tomix, Stockfoto-ID: 5876788, stress in head

- AntoniGuillem, Stockfoto-ID: 113833529, Profile of a beautiful woman relaxing

- Elenathewise, Stockfoto-ID: 3408134 , Dried lavender herb and essential aromatherapy oil

Wikihow: Essential Oils

Impressum

Anna Mai (Autor und Herausgeber)

c/o Papyrus Autoren-Club

Pettenkoferstr. 16-18

10247 Berlin

annamai@ereadmedia.com

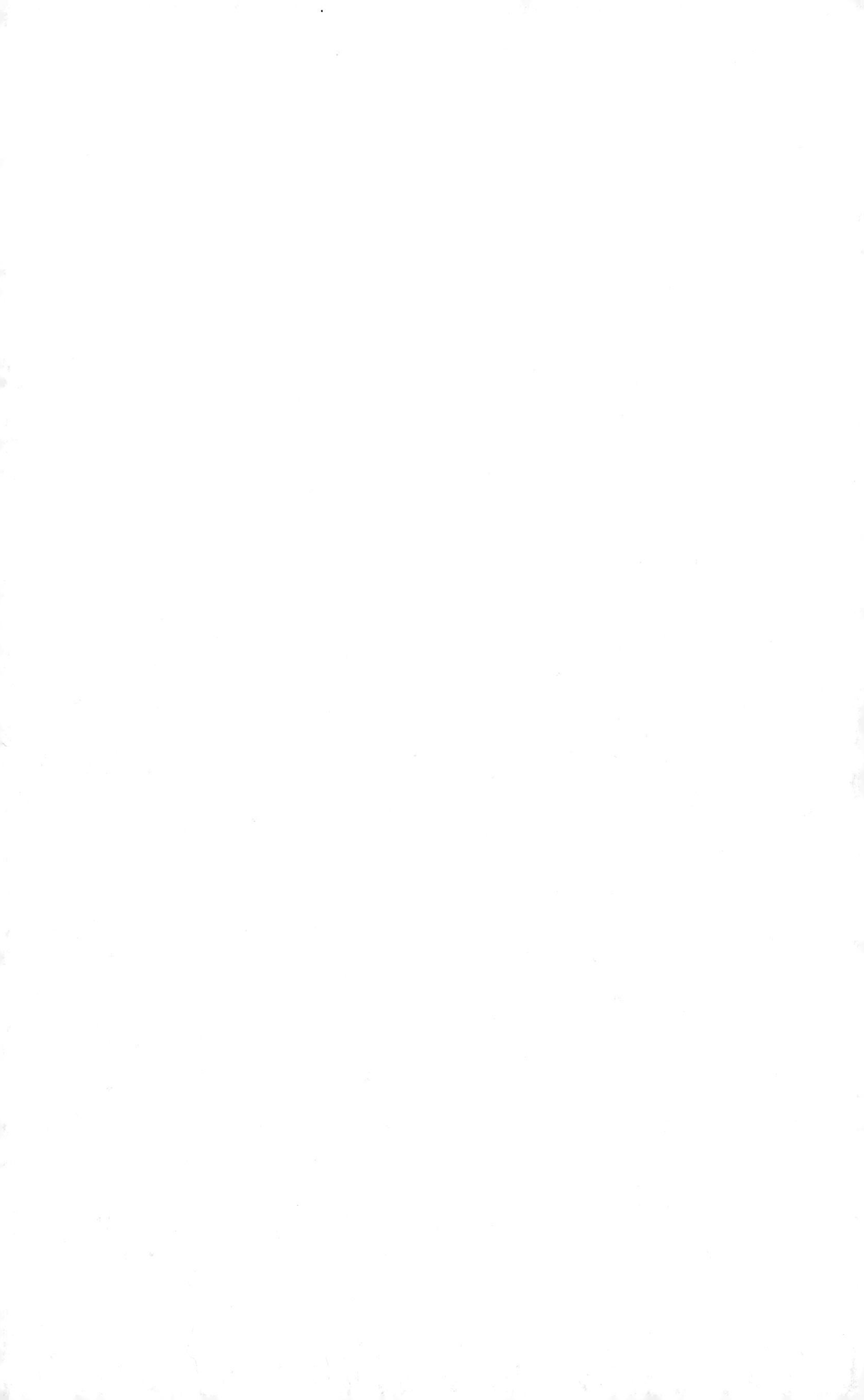